Nos Docteurs

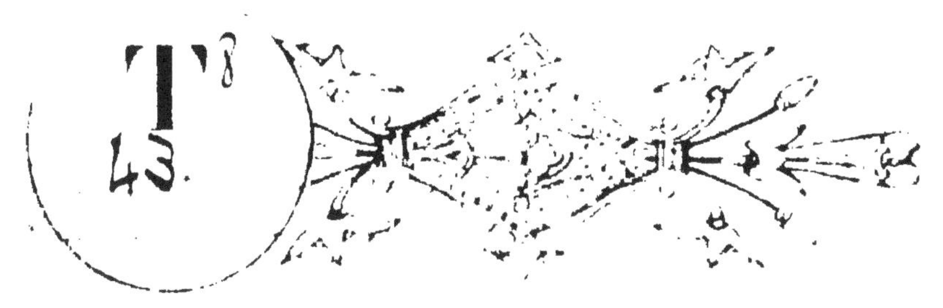

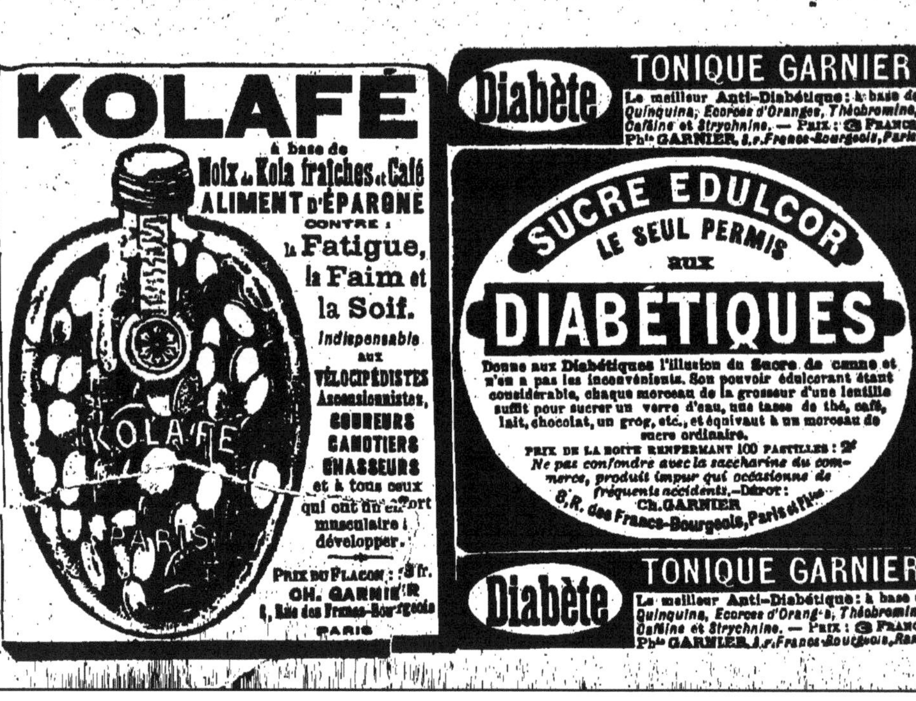
KOLAFÉ
à base de
Noix de Kola fraîches et Café
ALIMENT D'ÉPARGNE
CONTRE :
la Fatigue,
la Faim et
la Soif.
Indispensable
aux
VÉLOCIPÉDISTES
Ascensionnistes,
COUREURS
CANOTIERS
CHASSEURS
et à tous ceux
qui ont un effort
musculaire à
développer.
PRIX DU FLACON : 3 fr.
CH. GARNIER
6, Rue des Francs-Bourgeois
PARIS
KOLAFÉ
PARIS
Diabète
TONIQUE GARNIER
Le meilleur Anti-Diabétique : à base de Quinquina, Ecorces d'Oranges, Théobromine, Caféine et Strychnine. — PRIX : 3 FRANCS
Phie GARNIER, 6, r. Francs-Bourgeois, Paris
SUCRE EDULCOR
LE SEUL PERMIS
aux
DIABÉTIQUES
Donne aux Diabétiques l'illusion du Sucre de canne et n'en a pas les inconvénients. Son pouvoir édulcorant étant considérable, chaque morceau de la grosseur d'une lentille suffit pour sucrer un verre d'eau, une tasse de thé, café, lait, chocolat, un grog, etc., et équivaut à un morceau de sucre ordinaire.
PRIX DE LA BOITE RENFERMANT 100 PASTILLES : 2f
Ne pas confondre avec la saccharine du commerce, produit impur qui occasionne de fréquents accidents. — DÉPOT :
Ch. GARNIER
6, R. des Francs-Bourgeois, Paris et Phies
Diabète
TONIQUE GARNIER
Le meilleur Anti-Diabétique : à base de Quinquina, Ecorces d'Oranges, Théobromine, Caféine et Strychnine. — PRIX : 3 FRANCS
Phie GARNIER, 6, r. Francs-Bourgeois, Paris

NOS DOCTEURS

PREMIÈRE SÉRIE

J. HIRSCHLER
ÉDITEUR
46, Rue des Batignolles, 46
PARIS

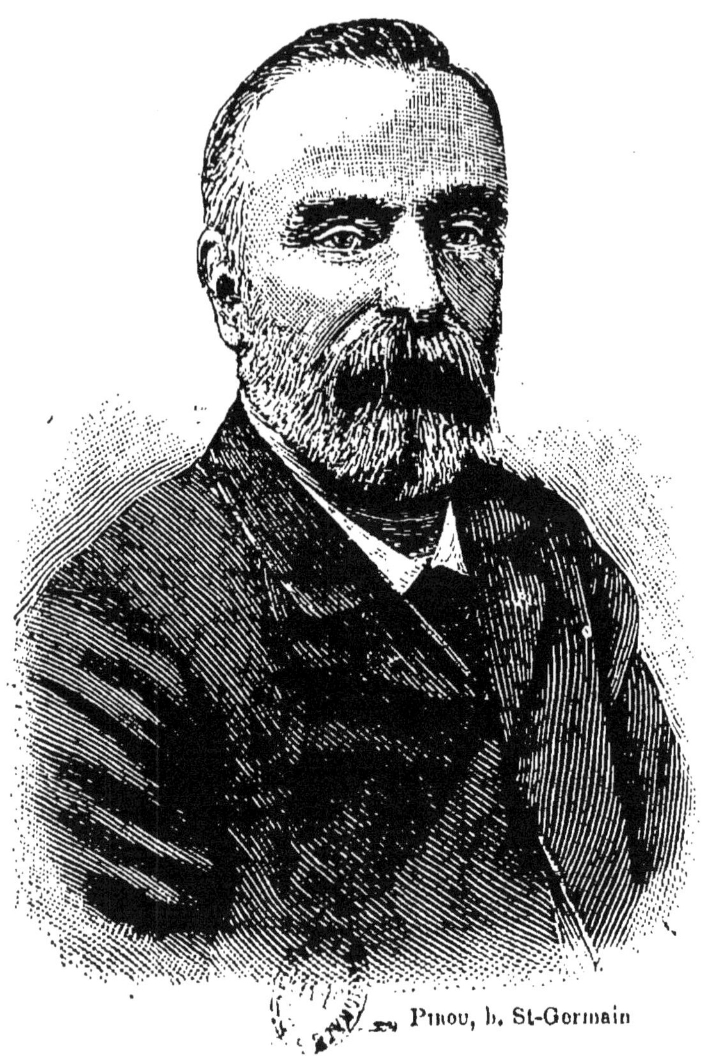

LE PROFESSEUR BROUARDEL

Doyen de la Faculté de Médecine de Paris

NOTE DES ÉDITEURS

Nous livrons aujourd'hui au public sous ce titre " *Nos Docteurs* " une série de biographies illustrées de cent cinquante médecins de la Faculté de Paris et nous croyons utile d'indiquer sommairement l'idée qui a présidé à la création de cette publication.

Déjà, quelques éditeurs ont produit des recueils biographiques ou des albums sur les *Membres de l'Académie de Médecine* ou *les Professeurs*.

Nous avons jugé qu'une lacune restait à combler et qu'il serait intéressant de faire connaître la classe tout entière des Docteurs de Paris d'abord, de France, ensuite. Car le corps médical de notre pays est un de ses principaux éléments de gloire. Il tient haut et ferme le drapeau de la Science et contribue dans une large mesure à nous conserver intact notre renom de nation qui marche à la tête de la civilisation.

On comprendra toute l'importance d'une entreprise semblable à la nôtre et l'on se dira aussi qu'il était absolument impossible de faire paraître d'un seul coup un ouvrage pareil, sorte de *Dictionnaire biographique illustré*, qui peut être appelé à publier six ou sept mille portraits et autant de notices.

Aussi, nous sommes-nous décidés, pour éviter toute confusion, à constituer des séries de Docteurs qui paraîtront au fur et à mesure, dans un espace de temps assez rapproché ; car nous ne livrons une série, que lorsque celle qui doit la suivre est déja formée.

Il nous a semblé que pour un travail de ce genre, l'ordre alphabétique était celui qui convenait le mieux. Comment, d'ailleurs, entrevoir un autre système ? et, par exemple, une méthode de jugement qui consisterait à faire une sorte de sélection selon le talent, la popularité ou l'âge ?

Nous avons eu, pour cette publication, l'adhésion d'un grand nombre de sommités médicales. On en retrouvera d'ailleurs dans ce premier volume, dont les noms seuls sont les plus sûrs garants du livre que nous éditons. En effet, sur les cent cinquante médecins dont nous reproduisons les traits, 46 sont membres de l'ordre de la Légion d'Honneur à des degrés différents.

Au fur et à mesure que s'avancera le travail long et méticuleux du clichage des photographies, nous ferons paraître une nouvelle série.

Ceux qui collectionneront les diverses séries de *Nos docteurs* se trouveront posséder, à un prix relativement minime, un album unique en son genre en même temps qu'un document scientifique qui les renseignera avec toute la précision des dictionnaires les meilleurs et les plus importants.

HIRSCHLER.

AVANT-PROPOS

En me demandant d'écrire l'avant-propos de ce petit volume, qui sera suivi de plusieurs autres, l'éditeur de *Nos Docteurs* m'a fait un honneur dont je lui suis d'autant plus reconnaissant qu'il me permettra d'exprimer ici le sentiment de tout le monde envers le corps médical français.

Je dis « Tout le Monde » et suis bien certain de ne pas me tromper; car, malgré le pessimisme de l'époque et cette rage de déblatérer qui constituent la caractéristique de notre fin de siècle décadente, le médecin, au point de vue général, a échappé à la critique et à la raillerie; lesquelles, on ne le sait que trop, n'ont épargné ni le militaire, ni l'avocat, ni le magistrat, ni l'artiste, ni, bien entendu, le gouvernement, — quel qu'il soit.

Les gens qui veulent avoir de l'esprit quand même en sont restés, en ce qui concerne les médecins, aux facéties un peu vieillottes de Molière et à quelques quatrains célèbres que les petits journaux de chefs-lieux de canton exhument religieusement de temps en temps :

Depuis que le docteur Viral
Soigne des familles entières
On a démoli l'hôpital...
Et l'on fait deux cimetières.

Il y a trois ou quatre spécimens de ce genre. Les rimes n'en sont pas faméliques et ce n'est pas excessivement méchant. Tout va donc pour le mieux, à ce sujet, puisqu'il est convenu que chacun de nous doit payer plus ou moins son tribut à la vieille gaieté française.

*
* *

Cela n'empêche pas, en tout cas, le médecin de remplir dans la société moderne un triple rôle dont l'importance va sans cesse en augmentant : rôle humanitaire, rôle scientifique, rôle philosophique. Association du Cœur, du Cerveau, de la Conscience, dans une œuvre grandiose et effrayante de responsabilité morale.

Nous autres, nous l'aimons, parce qu'il représente à nos yeux une somme prodigieuse de travail et d'efforts ; parce qu'il nous fournit la preuve d'un développement continu d'intelligence pratique. La foule, plus simpliste, l'aime tout autant, mais pour des raisons moins profondes. Il est à ses yeux comme le triomphateur du mal ; comme le bienfaiteur tout puissant qui souffle sur la douleur et la fait s'évanouir. Devant le lit d'hôpital, dans le décor lugubre des vastes salles, il apparaît ainsi qu'un être mystérieux pour lequel nos complexions diverses n'ont pas de secrets. Un je ne sais quoi de mystique l'environne, et les confidences vont à lui comme à un confesseur.

Oh ! je sais bien qu'on a tellement usé de cette comparaison que celui qui se risque à y faire allusion doit passer, aux yeux de ses contemporains, pour un être antédiluvien, pour quelque mégalosaure ressuscité. Elle est cependant d'une rigoureuse exactitude cette formule et banale seulement à cause de son extrême justesse.

Voyons maintenant à quel prix le médecin a acheté cette confiance et par quels sacrifices il sait la conserver.

Tout jeune, au sortir des examens de Sorbonne, il doit se préparer à d'autres examens plus importants peut-être ; dans tous les cas, plus spéciaux. En même temps, il lui faut briguer, au concours, les places d'externe ou d'interne dans les hôpitaux. A l'âge où la carrière est complètement ouverte à l'officier, à l'avocat ou au magistrat, le médecin n'est encore, en somme, qu'un étudiant. C'est que le corps humain ne livre pas son secret de machine si délicate et si complexe aussi facilement que le volumineux in-folio du Code ou le plan savamment combiné par les tacticiens passés.

Le long apprentissage de l'internat, l'existence faite de labeur et de fatigues dans ces grands établissements de charité, sortes de *Pandemoniums* de l'éternelle douleur humaine, sont acceptés de gaieté de cœur par ces tempéraments d'élite auxquels la science tient lieu de tout et qui oublient facilement la joie de vivre pour se livrer à la recherche ardue de la Vérité.

Ils ont, ces jeunes hommes, le courage facile, le dévouement héroïque.

Le champ d'honneur des hôpitaux est jonché des cadavres de ceux qui sont tombés à la peine, victimes du devoir professionnel; proie des maladies contagieuses vaillamment affrontées; vaincus du Choléra, de la Variole ou du Croup que leurs successeurs vaincront à leur tour On a mis en parallèle leur bravoure avec celle du soldat qui s'expose à la mort, en face de l'ennemi, et ils peuvent supporter la comparaison, eux, les combattants de chaque heure, de chaque minute.

*
* *

Enfin, le moment tant souhaité est arrivé ! La thèse inaugurale est passée. L'interne est devenu un docteur en médecine. Aura-t-il désormais le loisir de se reposer un peu ? de prendre haleine après la côte pleine d'aspérités qu il a mis plusieurs années à escalader ?

Aura-t-il le temps ? Hélas ! Et sa clientèle ? et sa clinique ? et ses visites aux hôpitaux ? et les exigences mondaines auxquelles nul homme d'une certaine classe ne peut s'arracher entièrement ? Et le progrès qu'il faut suivre ? Et les découvertes nouvelles au courant desquelles on doit se tenir sans cesse ? Et les observations qu'il faut faire, contrôler, vérifier ?

Il travaillait avant le doctorat; maintenant qu'il est docteur, il semble qu'il doive travailler encore davantage. Il est, si nous pouvons nous servir de cette image un peu brutale, comme une machine en mouvement qui se détériorerait si elle s'arrêtait un seul instant.

Mais, en revanche, quelles jouissances exquises, inconnues du restant de l'humanité doivent éprouver ces hommes lorsqu'ils sont parvenus à arracher à la Nature une de ces vérités qu'elle tenait cachées jusqu'à présent avec un soin jaloux! Vous imaginez-vous l'explosion de satisfaction interne d'un Pasteur, lorsqu'après dix ans de recherches il parvient à guérir la rage? d'un Roux, quand il dit au croup : « Tu ne tueras plus nos enfants! » d'un Charcot ou d'un Ricord, quand ils sortent triomphants enfin de la lutte inégale qu'ils ont soutenue!

Comparez, si vous osez, cet incessant travail scientifique à ce que nous faisons tous, nous autres,et ne trouvez-vous pas que nous sommes bien peu de chose, avec nos éternelles circonvolutions dans le même cercle étroit des combinaisons littéraires.

Et vous-mêmes, grands écrivains et grands poètes ; vous tous, rénovateurs de la forme, régulateurs de la Norme, pontifes de la Règle, défenseurs de l'Esthétique linéaire ; vous tous qui croyez la plupart du temps inventer alors que vous ne faites que ressusciter, ne trouvez-vous pas qu'il est au premier poste d'observation, au vrai poste, le médecin, pour se livrer à toutes les études morales qui vous échappent ?

Et comme son champ d'action est vaste, prodigieux, illimité, comparé au vôtre ! Son art lui-même se multiplie à l'infini. De nos jours, en effet, il ne suffit plus de connaître la médecine et de savoir se servir impeccablement du scalpel ; le docteur doit être aussi physicien, chimiste, électricien, naturaliste, photographe et hygiéniste. Il lui faut, sans négliger la thérapeutique, se livrer à l'analyse du cœur humain ; connaître ou deviner dans tous ses replis l'âme de son prochain.

Jamais, peut-être, le besoin de ces observations pratiques et délicates ne s'est fait aussi sentir qu'à notre époque de nervosisme à outrance. Jamais l'influence du moral sur le physique ne s'est autant manifestée que de nos jours. Le médecin du corps doit être de plus en plus doublé d'un médecin de l'âme. La branche de la psychologie se greffe sur l'arbre de la Science pure.

La Science ! A-t-on assez déclaré, récemment encore, qu'elle avait fait faillite ! A-t-on assez brodé là-dessus de fantaisies ultra-brillantes ! Il semble que les deux vieilles écoles spiritualiste et matérialiste, mises encore une fois en présence, aient voulu épuiser leurs derniers arguments dans un duel final. Comme si leurs partisans réciproques ne pouvaient pas se rencontrer parfois sur un terrain neutre et se tendre loyalement la main ! Comme si l'esprit religieux et l'esprit scientifique ne pouvaient pas exister ensemble !

La faillite de la Science ! Et c'est devant des hommes comme ceux dont nous publions les portraits en cette première série, qu'on oserait prononcer un pareil blasphème ? Et c'est nous autres, Français, qui nous lapiderions nous-mêmes avec les pierres de notre ironie et les pavés de nos paradoxes !

Demandez aux autres peuples leur opinion. Quand l'Europe a besoin d'un savant, à qui s'adresse-t-elle, si ce n'est tout d'abord à la France ? Car ils ne sont pas seulement à nous, nos savants ; ils appartiennent à l'Humanité tout entière, et leur renommée s'étend partout. Ce n'est pas assez que la vapeur transporte à Berlin, à Vienne ou à Saint-Pétersbourg nos maîtres de la chirurgie quand s'impose une grande opération. Leur réputation franchit les bornes de l'Europe ; elle parvient jusqu'à ces peuples lointains que les explorateurs les plus hardis connaissent seuls jusqu'à présent et, quand le Shah de Perse, quand l'Empereur de Chine, quand le Mikado, quand le Négus d'Abyssinie ont besoin d'un médecin de toute confiance, c'est encore du beau pays de France qu'ils le font venir.

***

L'éditeur qui a eu l'idée de réunir en une sorte d'album biographique les membres du corps médical de Paris n'a certainement pas obéi à une simple idée commerciale, pas plus que les hommes dont il publie les portraits n'ont cédé à une préoccupation quelconque de réclame. Le but était tout différent, de part et d'autre. L'Editeur voulait plaire au public, et les médecins ont jugé qu'il était avantageux d'apprendre à se bien connaître les uns les autres, et à posséder, puisqu'ils sont une grande famille, l'album des membres de cette famille.

Dans ces conditions, on peut estimer que tout le monde a été bien inspiré, et l'accueil sympathique réservé à cet ouvrage le prouvera surabondamment.

L'Editeur a voulu aussi que son livre fût ouvert à tous ; les plus jeunes se présentant sous les auspices des plus âgés ; les moins connus, sous le patronage des plus éminents.

Et d'ailleurs, qui sait si l'inconnu d'aujourd'hui, dont la modestie s'effarouche du moindre éloge, ne sera pas demain l'initiateur de quelque nouvelle méthode qui fera vivre son nom dans la mémoire des générations ? Le Génie, quoique l'on ait dit, n'est pas toujours le résultat d'une longue patience ; la Science a ses audaces et aussi ses victoires éblouissantes et rapides.

ANDRÉ SAUGER.

NOS DOCTEURS

Dr ACCOLAS.

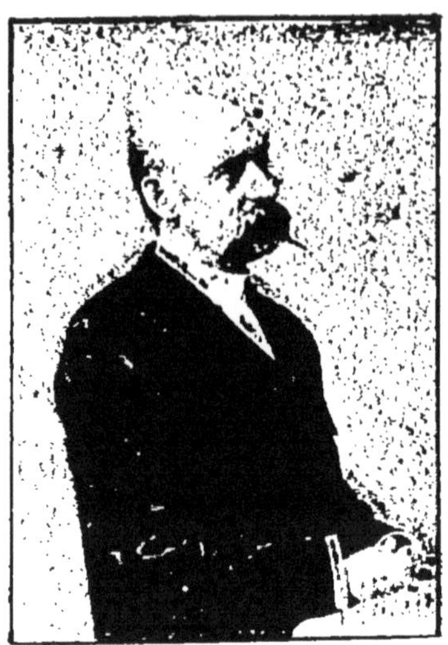

Maunoury.

Né à Rochefort (Charente-Inférieure) le 1er mars 1845. — Entré à l'Ecole de médecine militaire de Strasbourg en novembre 1863. Docteur en médecine le 22 août 1867. Médecin-major de 1re classe le 12 décembre 1881. Professeur suppléant à l'Ecole de Médecine de Rennes de 1879 à 1888. Retraité en 1892. Directeur de la Maison d'hydrothérapie et de convalescence du parc de Neuilly. Chevalier de la Légion d'honneur. Officier d'Académie.

Dr ACHALME (Pierre-Jean).

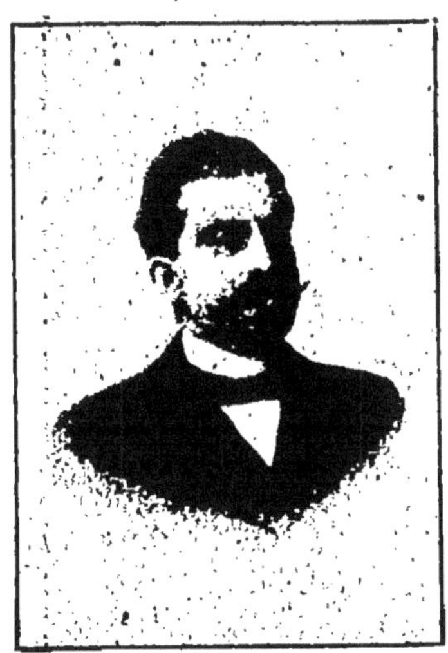

Chamberlin.

Né à Riom (Puy-de-Dôme) le 30 juin 1866. — A commencé ses études de médecine à l'Ecole de Clermont-Ferrand dont il fut deux fois lauréat et où il obtint le titre de prosecteur. Externe des hôpitaux de Paris, puis interne en 1888, il s'adonne aux travaux de *microbiologie* et fréquente assidûment le laboratoire de M. Duclaux à l'Institut Pasteur. Lauréat de l'Académie de Médecine en 1891. Il obtient au concours des prix de l'Internat la médaille d'argent avec un mémoire très remarqué sur l'*Erysipèle et les variations de virulence du streptocoque*. Docteur en 1892 avec une thèse qui obtient la médaille d'argent de la Faculté. A publié des travaux sur le *Microbe du rhumatisme articulaire aigu*; la *Morphologie du Muguet*, sur *l'Erysipèle*, *l'Immunité dans les maladies infectieuses*, la *Serothérapie*, etc.

Dr ALBARRAN (Joaquin).

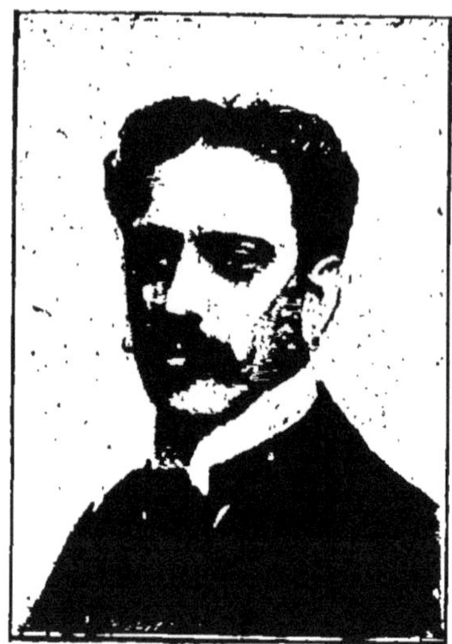

Pierre Petit.

Né à Sagua-la-Grande (Cuba) le 22 août 1860. — Reçu premier au Concours de l'Internat en 1885. Médaille d'or des Hôpitaux en 1889. Chef de clinique des maladies des voies urinaires en 1890. Professeur agrégé à la Faculté de Paris, 1892. Chirurgien des hôpitaux en 1894.

A publié de très nombreux travaux de chirurgie et en particulier sur les maladies des voies urinaires, notamment un *Traité des Tumeurs de la vessie*. On lui doit, en collaboration avec Hallé, la découverte des *microorganismes de l'infection urinaire*. Il a publié cette année, à l'Académie des Sciences, ses recherches sur la *Serothérapie de l'infection urinaire*. Il est reconnu, après son maître Guyon, comme le chef de l'*Ecole des voies urinaires de l'hôpital Necker*.

Dr ANSELMIER (Victor).

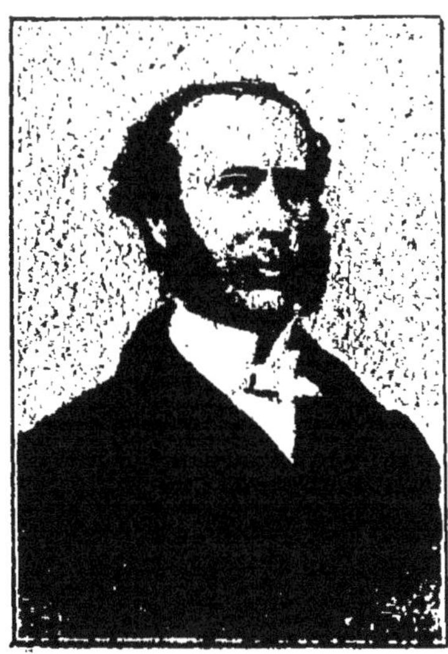

Dagron et Cie

Né en 1828 à Belley (Ain). — Docteur de la Faculté de Paris. Chirurgien requis pour l'hôpital militaire de Lyon en 1849, pour l'hôpital du Gros-Caillou en 1855, pour l'hôpital Saint-Martin en 1867. Chargé, au fort d'Aubervilliers, des blessés et convalescents du 2e voltigeurs de la garde, au retour de Crimée; du 92e régiment au fort d'Ivry et du 65e régiment à Paris. Ouvrages principaux : *Emploi de l'aiguille aimantée dans la recherche des corps étrangers de fer, fonte et acier dans les plaies. Cautère actuel dans les plaies virulentes. Protection du visage dans la variole. Dissolution des calculs. Bégayement. Compression chirurgicale.— Hygiène de l'alimentation. Empoisonnement par l'absinthe et les liqueurs. Autophagie artificielle*, etc., etc.

Dr ARNAUD (Lucien).

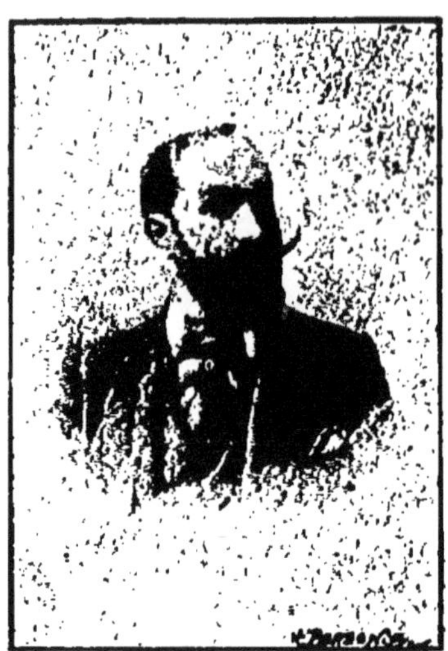

Pirou, boulv. St-Germain.

Né en 1865. — Physionomie bien parisienne. Esprit essentiellement original. Très mêlé au mouvement littéraire contemporain, médecin de la plupart de nos scènes, le docteur Arnaud, après avoir essayé du Théâtre, fit de brillantes études médicales. Reçu 1er au concours de l'Internat de Saint-Lazare, il s'est consacré aux affections spéciales, a publié : *De la guérison de la Syphilis par les injections sous-cutanées* (Thèse qui fait date en la question). *Traitement des Métrites.* Traitement de la Blennorrhagie par les grands lavages, etc. Son cabinet de la rue Richer est très fréquenté, car le docteur Arnaud s'est créé une véritable notoriété par son talent de praticien.

Dr ARRIVOT (Louis).

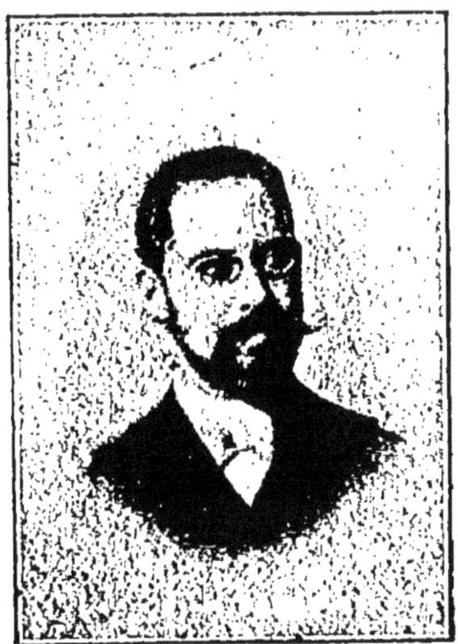

Né à Suvigny-en-Sancerre (Cher) le 5 octobre 1860. — Vint à Paris en 1880 pour étudier la médecine; fut l'élève de Péan, Traissier, Hanot, Bar, Legroux, Richelot. Il passa sa thèse de doctorat en février 1888 sur la séméiologie médicale des doigts.

Dr ASTIER (Camille-Louis-Joseph).

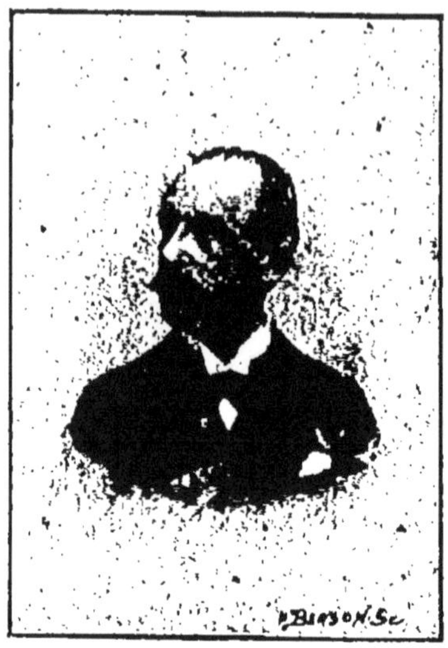

Pirou, boulv. St-Germain.

Né à Paris le 14 novembre 1853. — A commencé ses études médicales à l'Ecole de Lille dont il fut lauréat. Reçu docteur en 1880, il va à Vienne passer un an à étudier les maladies des oreilles, du nez et du larynx. A fait paraître divers travaux sur la *Phtisie laryngée*, sur les *Opérations des fosses nasales*, etc. Chargé à la polyclinique de l'hôpital International du service des affections des oreilles, du nez et du larynx, il y fait l'hiver des cours très suivis. Membre de la Société française d'Otologie, de la Société de Laryngologie, etc. Officier d'Académie. Officier de l'Ordre du Dragon d'Annam, etc.

Dr AUBEAU (A.- R.- R).

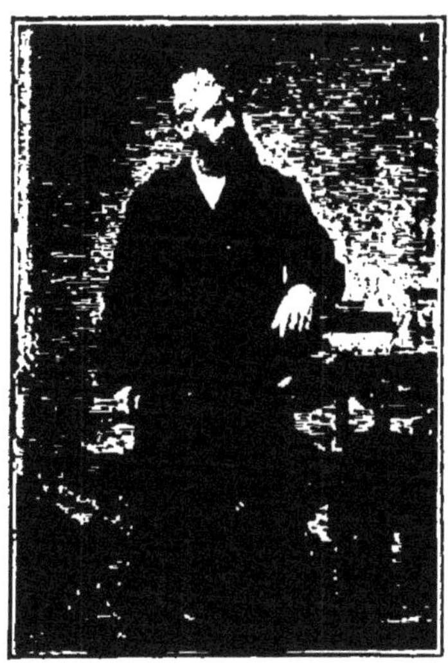

Pierre Petit.

Né à Paris le 9 juin 1852. — Docteur en médecine de la Faculté de Paris (1880), élève de Péan, chirurgien de la Polyclinique de l'hôpital International. Membre de la Société de médecine et de chirurgie pratique. Membre fondateur et Président honoraire de la Société clinique des praticiens. Ancien professeur à l'École dentaire de Paris. Membre de la Société française d'hygiène A publié nombre de travaux importants. Citons : *De la laxité polyarticulaire ou généralisée comme cause des arthropathies. Les progrès de la chirurgie au XIXe siècle* à l'occasion du centenaire de la Société de Médecine pratique de Paris. *Un nouveau procédé opératoire pour la cure radicale des hernies volumineuses. Modification du sang sous l'influence de l'anesthésie chloroformiquée. Contribution au diagnostic précoce de la tuberculose* (3e Congrès de la tuberculose. *Un nouveau traitement des diarrhées des pays chauds. Des applications de la micrographie et de la bactériologie à la précision du Diagnostic chirurgical.* La clinique gynécologique du Dr Aubeau et particulièrement ses opérations du vendredi, 11, rue de la Santé, sont très suivies par les médecins français et étrangers. Officier d'Académie, Chevalier et Officier de plusieurs ordres.

Dr AUDOLLENT.

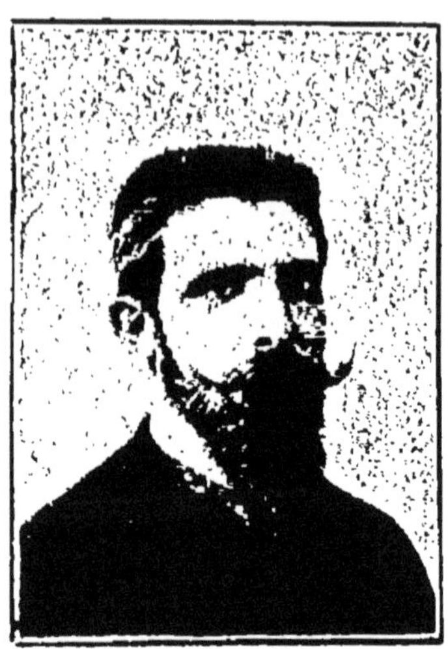

Né à Paris le 7 août 1862. — Ancien interne de l'Asile National de Vincennes. Docteur en 1888. Après avoir commencé à s'occuper spécialement d'hydrothérapie en pratiquant la médecine thermale aux Eaux de Cauterets, il s'est consacré exclusivement à la propagation en France de la *Méthode Kneipp* qu'il avait étudiée avec Kneipp lui-même. Il a accepté de ce dernier la mission de fonder l'*Association Kneipp de France* dans le but de faire profiter les pauvres comme les riches des bienfaits de la cure d'Eau. Outre cette Association dont il est le président, il a créé à Paris un *Etablissement Kneipp*, 22, rue Lafontaine, entre Auteuil et Passy où il habite et qu'il dirige lui-même en y soignant ses malades, pensionnaires et externes, et en leur donnant, le premier, l'exemple de l'application sérieuse de la méthode qu'il préconise.

Dr AUMONT.

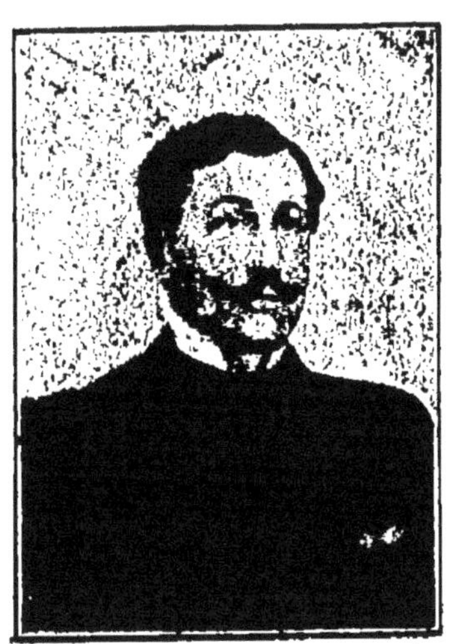

Né à Dinard en 1800. — Petit-fils de Bertin, fondateur de l'Académie de Médecine de Paris. Reçu docteur en 1895. S'occupe spécialement des maladies de l'estomac et a déjà acquis dans cette voie un certain renom.

Dr BALDET (Numa-Louis).

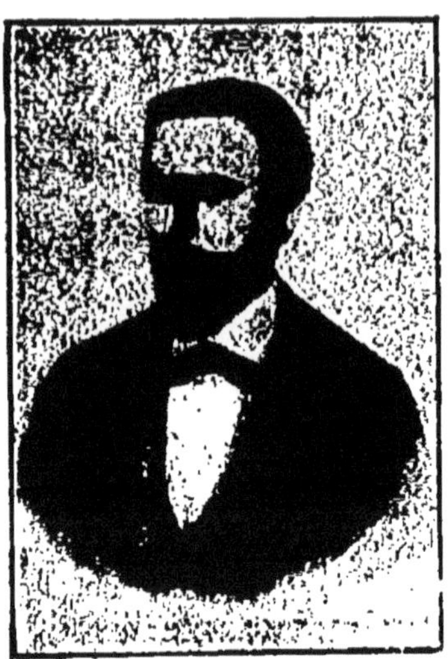

Né en juin 1866. Externe des hôpitaux en 1891.— Interne en 1893. En 1894, interne de Saint-Lazare où il resta deux ans dans l'intention de se consacrer à la spécialité des maladies de la peau et des maladies vénériennes. Médaille de bronze de l'Assistance publique. Publia des articles dans la *Revue de Médecine*, *Revue de Chirurgie*, *La Nature*. Passa sa thèse en 1895 sur la *Pathogénie du Zona*. Publia : *Traitement des maladies vénériennes* (Paris 1896). En préparation : *Traitement des maladies de la peau*. N'a pas voulu suivre la filière des Concours de la Faculté, afin de pouvoir travailler plus spécialement sa partie dans laquelle il n'a pas tardé à acquérir une juste notoriété. Les consultations qui ont lieu tous les jours de la semaine en son cabinet de la rue d'Abbeville attirent de nombreux malades.

Dr BARADUC (Hippolyte), de Paris.

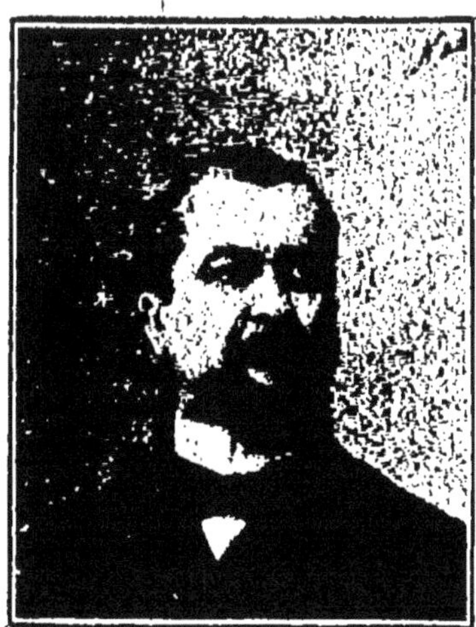

Nadar.

Né en 1850. — Fils d'un praticien distingué, il suivit les idées scientifiques de son père. Interne provisoire à la Salpêtrière, élève de Charcot, il passa, en 1870, sa thèse de doctorat sur *Le traitement de l'attaque d'hémorrhagie cérébrale*, et depuis, s'est adonné spécialement aux maladies du système nerveux qu'il soigne avec succès dans son installation électrothérapique. C'est « un chercheur et un trouveur ». Il a découvert la méthode biométrique et le moyen de constater par la photographie les vibrations de la force vitale en nous, et cette méthode iconographique est venue ultérieurement confirmer les données de la méthode biométrique. Parmi ses ouvrages remarquables, citons : *Traitement des maladies de la moelle par les ventouses vésicantes. Douche cérébro statique dans les céphalopathies. Lavage électrique dans la dilatation d'estomac. Varices vésicales en rapport avec les hémorrhoïdes anales. La Biométrie appliquée à l'électrothérapie. La force vitale, notre corps fluidique. Iconographie de la force vitale, etc.*

Dr BARBET (Frédéric).

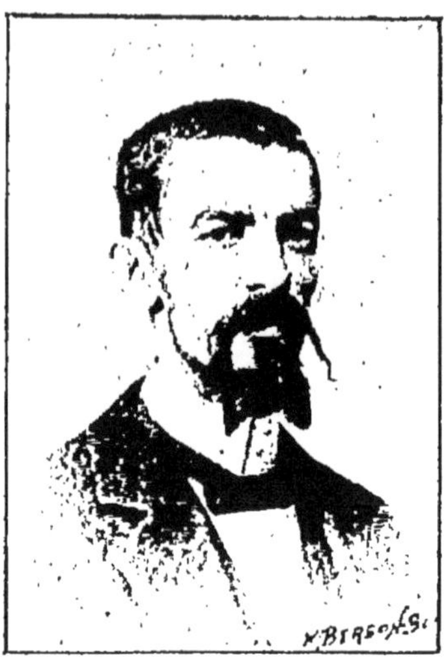

Touranchet.

Né à Salins (Jura) le 29 août 1861. — Docteur en 1886. A fait sa thèse sur le *Diagnostic différentiel des tumeurs de l'aine*. Médecin-adjoint de l'établissement hydrothérapique d'Auteuil jusqu'en 1887. De 1887 à 92, médecin de cet établissement. A fondé à Neuilly, en 1892, l'Établissement Médico-Chirurgical de Neuilly, plus spécialement destiné aux opérations et au traitement des affections chirurgicales.

Dr BARNAY (Marius-Antoine).

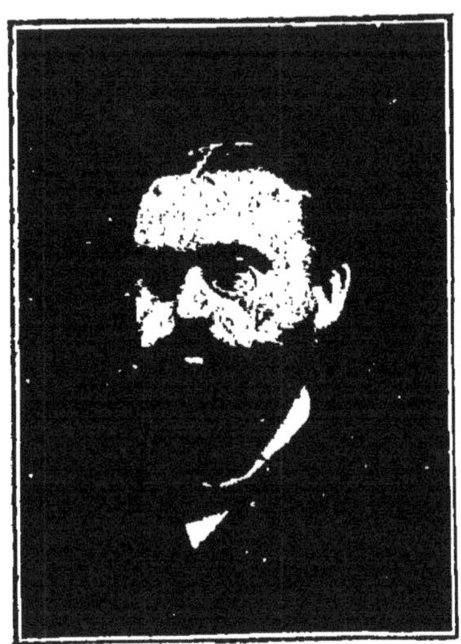

Chambefort.

Né à Saint-Nizier (Loire) en 1852.— Docteur et lauréat de la Faculté de Paris en 1877. A collaboré à de nombreux journaux faisant la chronique scientifique et, sous ce couvert, se plaisant à y glisser des études de physiologie sociale. Est à la tête de plusieurs publications de vulgarisation scientifique. Dirige la maison de santé de la rue de Vaugirard, où tous les médecins, chirurgiens et spécialistes sont admis à soigner eux-mêmes leurs malades. S'y occupe spécialement lui-même du traitement de la coxalgie, du mal de Pott et des affections de la colonne vertébrale et des membres inférieurs, par des appareils spéciaux. Inventeur d'un brancard articulé sur roues. Citons parmi ses principaux travaux : *Etude expérimentale de la codéine, comparée à la morphine et à la narcéine. Les alcaloïdes usuels*, etc. A toujours une prédilection marquée pour les études de physiologie appliquée à la thérapeutique.

Dr BARRÉ (Edmond).

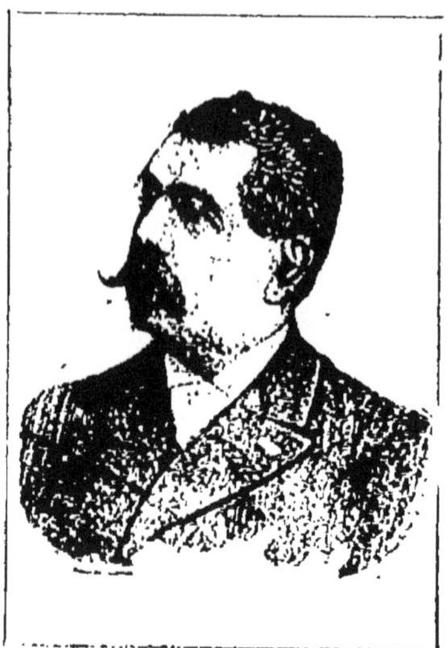

Né à Passais (Orne), — Interne à l'hôpital Lariboisière, en 1866, s'y signale par son courage dans une épidémie cholérique. Sa belle conduite lui vaut une lettre de félicitations du ministre et la gratuité des droits pour l'achèvement de ses études médicales. En 1870, fait partie des ambulances de la Presse. Il fut l'un des premiers présidents de la Réunion de la Presse scientifique. Secrétaire général de la Société la *Pomme*. Maire de Paissais. Une noble intelligence et un noble caractère. Chevalier de la Légion d'honneur.

Dr BAS (William).

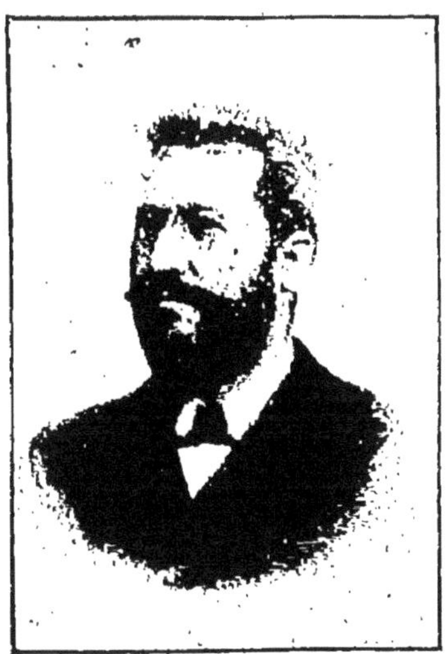

Scheffler.

Né le 5 mai 1858. — Exerce depuis l'âge de 23 ans. A Paris seulement depuis cinq ou six ans ; il s'y est acquis une réputation de premier ordre. Il y a toujours foule à sa clinique. Fait beaucoup de bien aux pauvres et leur prodigue ses soins les plus dévoués.

BASSET (Léon).

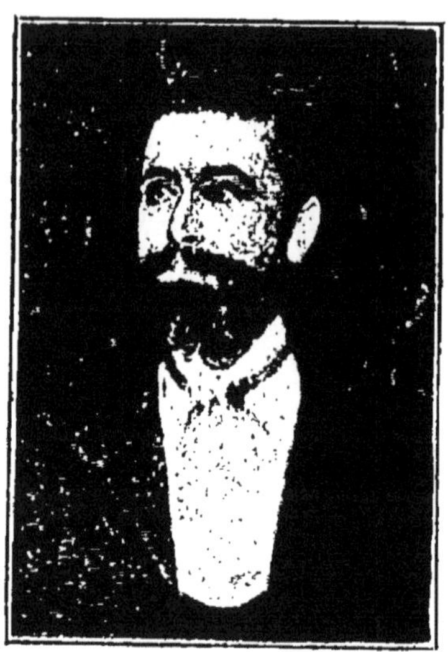

Ancien interne des hôpitaux et de la Maternité de Paris. — Lauréat de l'Académie de Médecine qui lui décerna en 1892 le prix Godard. Très apprécié dans le monde médical,

Dr BEACH (George-William).

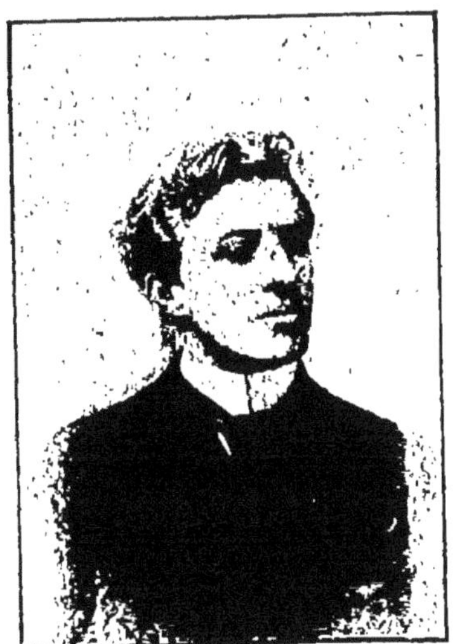

Né à Binghonton (New-York) le 5 décembre 1867. — Etudes faites à la Faculté de Paris. Thèse passée en 1894. Exerce depuis, avec talent, à Paris.

Dr de BEAUREPÈRE (Alfred).

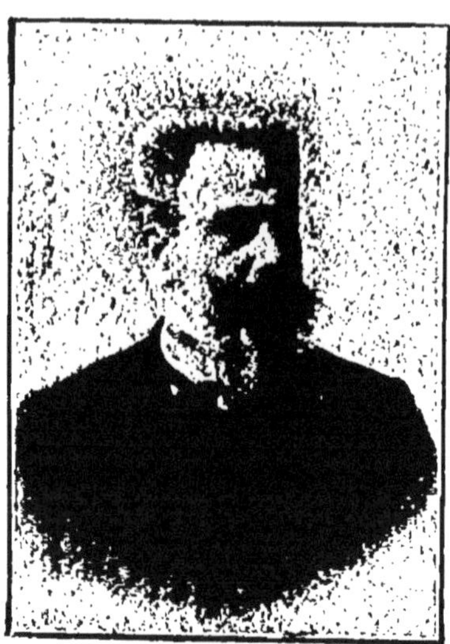

F. Mulnier.

Né à Durtal (Maine-et-Loire) en 1847. — Lauréat des hôpitaux. Docteur en médecine de la Faculté de Paris en 1872 (28 mai).

Le docteur de Beaurepère s'occupe spécialement et avec une grande autorité du Traitement des maladies des Femmes.

Dr BÈGUE.

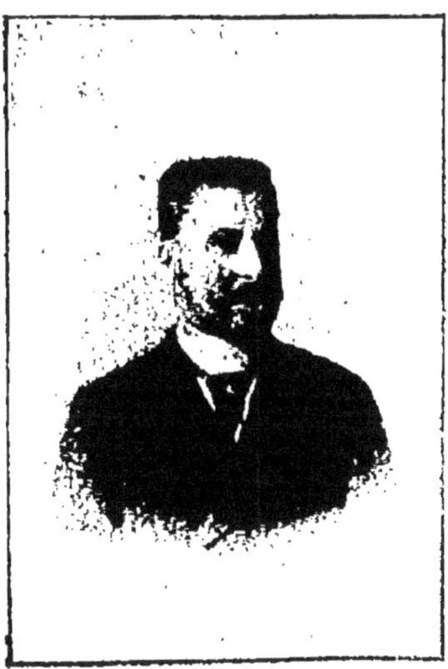

Reutlinger.

Ancien interne des Quinze-Vingts. Ancien chef de Clinique du Dr Fieuzal. Médecin en chef des Quinze-Vingts. Reçu docteur en 1889. Exerce à sa maison de santé pour le traitement des maladies des yeux, 143, rue St-Antoine (ancien Hôtel Sully). Cette maison de santé appartenait au docteur Fieuzal.

Dr BELTZ.

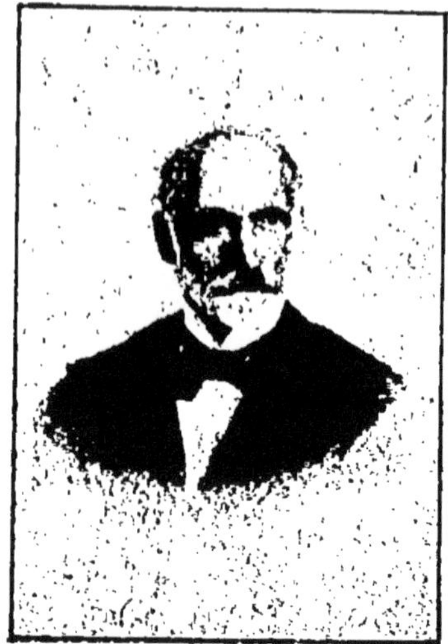

Ancien professeur à l'Ecole de Médecine de Reims.

Profes^r BERGER (Paul).

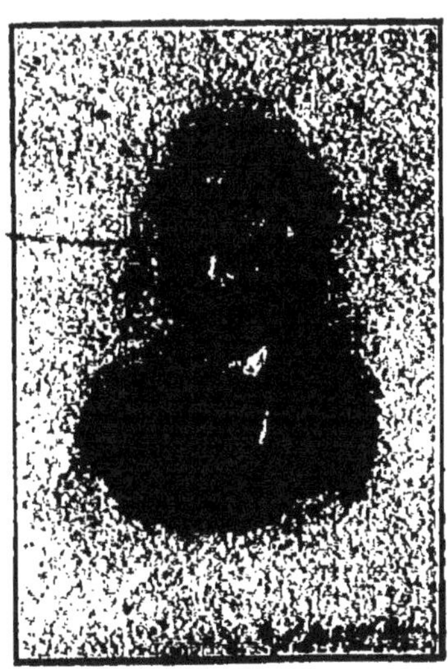

Pirou, rue Royale.

Né à Beaucourt (Haut-Rhin) le 6 janvier 1845. — Professeur à la Faculté de Médecine de Paris, Membre de l'Académie de Médecine, Chirurgien de l'Ecole normale supérieure, Chirurgien de l'hôpital de la Pitié, Membre de la Société anatomique, de la Société d'anthropologie, de la Société de chirurgie, etc. Parmi ses ouvrages les plus considérables, citons : *De l'Arthrite du genou et de l'épanchement articulaire consécutifs aux fonctions du fémur. De l'influence des maladies constitutionnelles sur la marche des lésions traumatiques. L'amputation du membre supérieur dans la contiguïté du tronc. Résultat de l'examen de 10.000 observations de hernies faites au bureau central.* Et un grand nombre de mémoires parmi lesquels on remarque surtout des travaux sur les hernies, les autoplasties, les encéphalocèles sur les vaisseaux du cordon ombilical, les amputations partielles du pied, etc., etc. Chevalier de la Légion d'honneur.

Dr BÉRILLON (Edgard).

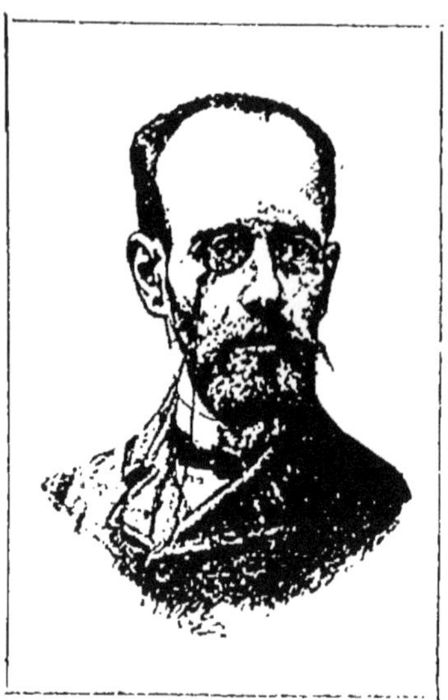

Né à St-Fargeau, le 23 mai 1859. — Licencié en droit. Inspecteur des asiles publics d'aliénés, professeur libre de neurologie et de psychologie à l'École Pratique de la Faculté de Paris. Se livre particulièrement à l'étude de la Physiologie et de la Pathologie comparée. Docteur en 1882 avec une thèse sur l'*Indépendance fonctionnelle des deux hémisphères cérébraux*. Fit à la Pitié devant une commission de l'Académie des Sciences de curieuses expériences d'hypnotisme. Fonda en 1884 la *Revue de l'hypnotisme et de la Psychologie physiologique*. Reçut une médaille d'argent pour son dévouement lors de l'incendie de l'Opéra-Comique et une recompense de l'Académie des Sciences, en 1888. Il inaugura en 1887 l'enseignement de l'hypnotisme et de la Psychologie physiologique. Organisateur en 1889 et Secrétaire général du *Congrès international de l'hypnotisme*, Secrétaire général de la *Société d'Hypnologie et de Psychologie*. A publié de nombreux ouvrages dont les plus récents sont : *Les suggestions criminelles. Le traitement psychothérapique de la morphinomanie. Principes de la Pédagogie suggestive*, etc. Officier d'Académie.

Dr BERNHEIM (Mayer).

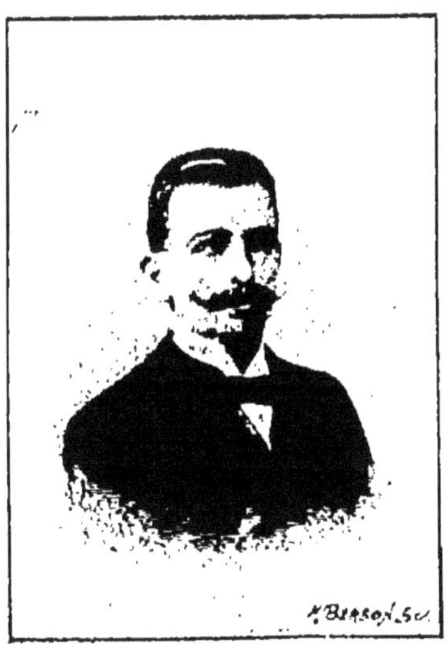

Pirou, boulv. St-Germain.

Né à Frauenberg (Moselle). — A passé sa thèse de doctorat en 1893. S'est particulièrement adonné aux études obstétricales et est très apprécié comme médecin-accoucheur.

Dr BERTILLON (Jacques).

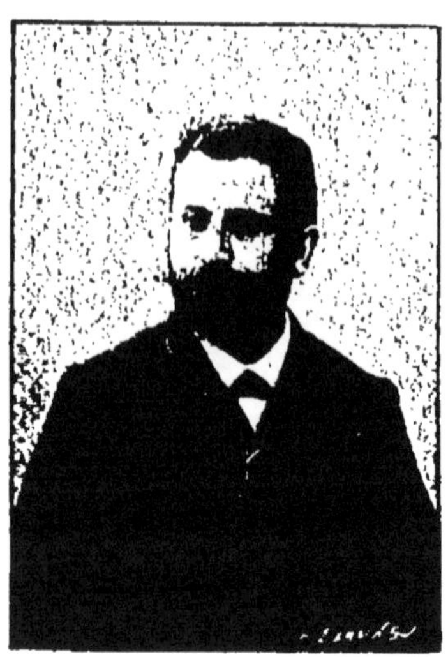

Né à Paris le 12 nov. 1851. — Issu d'une famille de savants distingués. Petit-fils d'Achille Guillard, botaniste et statisticien, fils du Dr A. Bertillon, qui fut chef des travaux de statistique de la Ville de Paris, et publia nombre d'ouvrages réputés. Frère d'Alphonse Bertillon, créateur et directeur du service d'identification anthropométrique, M. Jacques Bertillon s'est fait une réputation européenne pour la statistique humaine. En outre d'une collaboration très importante dans le Dictionnaire Encyclopédique des Sciences médicales et d'autres Revues, a publié : *Etude démographique du divorce et de la séparation de corps. Etude statistique des enfants illégitimes dans les différents pays de l'Europe.* Cours de statistique administrative. Membre du Comité consultatif d'hygiène. Chef des travaux statistiques de la Ville de Paris.

Dr BEURNIER (Louis).

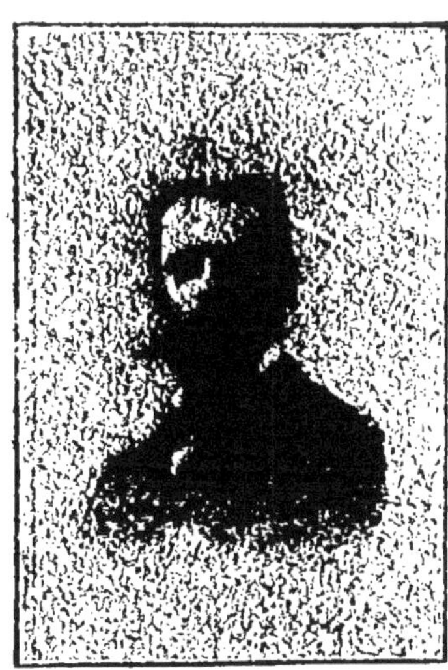

Otto.

Né à Chateauroux le 26 septembre 1860. — Vint à Paris en 1877 pour y étudier les sciences naturelles et la médecine. Externe des hôpitaux en 1879, interne provisoire en 1880, interne titulaire en 1881, il gravit rapidement les échelons de la hiérarchie médicale. Fut chef de clinique chirurgicale de la Faculté à Necker et à la Pitié, puis chirurgien des hôpitaux. Professeur du cours d'anatomie et d'application d'appareils à l'Ecole d'orthopédie ; membre du Congrès de chirurgie, du comité parisien d'initiative des Expositions de Lyon, Amsterdam, Bordeaux. Membre du jury à l'Exposition de Rouen. Ses principaux ouvrages sont : *Etudes sur les tubercules sous-cutanés douloureux. Etudes sur les ligaments ronds de l'utérus et sur l'opération d'Alexander. Traité des articulations au point de vue orthopédique.* **Nombreux articles de dictionnaires, de revues, de journaux, etc.**

Dr BEZANÇON (Paul).

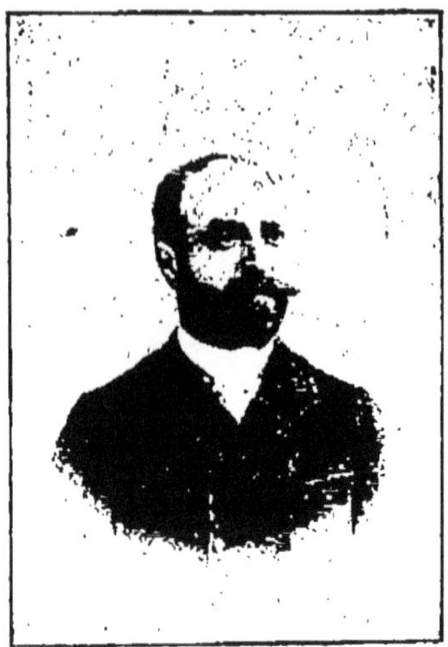

Mourgeon.

Né à Paris en 1859. — Interne des hôpitaux en 1887. Docteur en médecine en 1892 avec une thèse sur *l'Ectopie testiculaire dans le jeune âge*. Lauréat de la Faculté. S'occupe d'orthopédie et de chirurgie infantile, particulièrement au dispensaire de Mme Furtado Heine.

Dr BILHAUT (Marceau).

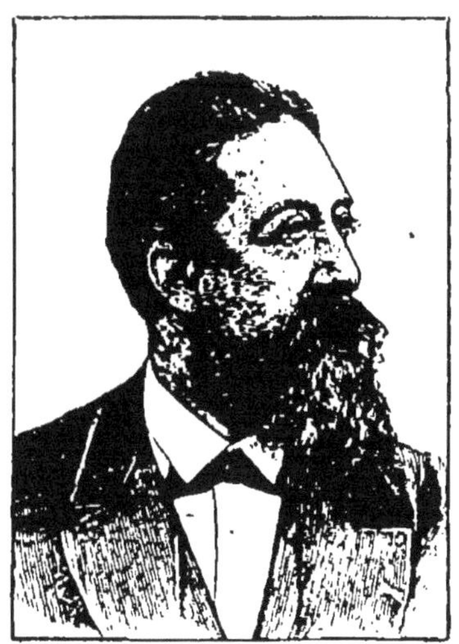

Né à Long (Somme) le 28 mars 1848. — Fit ses deux premières années à l'Ecole préparatoire d'Amiens. Venu à Paris en 1868. Nommé aide-major après concours en 1870, il rejoint le 13e corps, puis le 33e régiment d'infanterie et assura seul, pendant la durée des hostilités, le service sanitaire de ce régiment. A l'armistice il était l'objet d'une proposition pour la Légion d'honneur. Reçu docteur avec une thèse sur la *Marche de la température dans les diverses formes de la phtisie pulmonaire*. Membre des Sociétés : de Thérapeutique, de Médecine et de Chirurgie-pratique, de l'Association Française de Chirurgie, de la Société clinique des praticiens, fondateur des *Annales d'orthopédie et de chirurgie pratiques*, chirurgien des Enfants à l'*Hôpital International*, etc. Ses ouvrages sont très nombreux. Ils s'appliquent principalement à l'orthopédie et font autorité en la matière. Officier d'Académie.

Dr BOÉ (F).

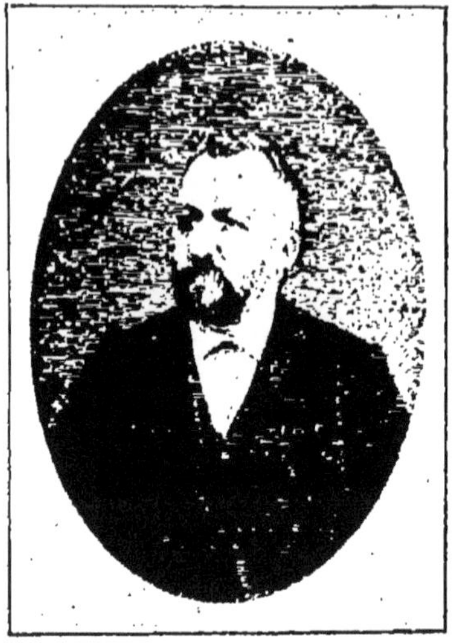

Carjat.

Né à Clermont-Bessons (Lot-et-Garonne). — Médecin spécialiste pour les maladies des yeux. A publié de nombreux ouvrages très remarqués. Citons : *Quelques recherches sur la couche pigmentaire de l'iris et sur le soi-disant muscle dilatateur de la pupille. Recherches expérimentales pour servir à l'étude de la cataracte traumatique. De la composition chimique du corps vitré. De la conduite à tenir en présence d'une panophtalmie à marche aiguë. Nouvelles recherches pour servir à l'étude de la conduite à tenir en présence d'un œil en plein phlegmon. Un cas de cécité à marche rapide. De l'emploi du lactate de zinc,* communication à l'Académie de Médecine.

Dr BOISSARD (H).

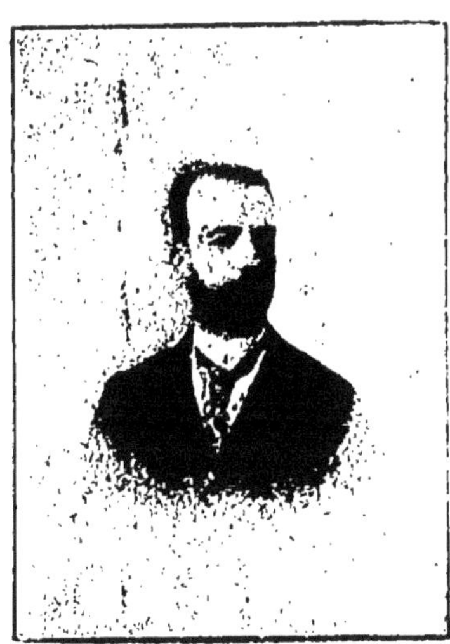

Nadar.

Né à Lille. — A commencé ses études à la Faculté de Paris. Interne des hôpitaux chez les professeurs Gosselin et Peter. Interne en 1879 lors de la création des services d'accouchements dans les hôpitaux de Paris. Consacra son temps et ses études à la science de l'Obstétrique. Interne en quatrième année à Lariboisière, chez le Dr Pinard, Soutient sa thèse sur : *La forme de l'Excoriation Pelvienne* et fut récompensé d'une médaille d'argent par la Faculté de Médecine de Paris. Fut nommé chef de clinique d'accouchement. Puis, en 1892, accoucheur des hôpitaux et en 1896 accoucheur-adjoint à la Maternité de Paris. Médecin en chef de l'asile Ledru-Rollin. Parmi ses nombreuses publications, citons : *Nouveau procédé pour provoquer l'accouchement. Menstruation et allaitement. Etude sur l'accouchement provoqué. Traitement de l'Eclampsie. Des avortements*, etc.

Dr BOISSEAU DU ROCHER.

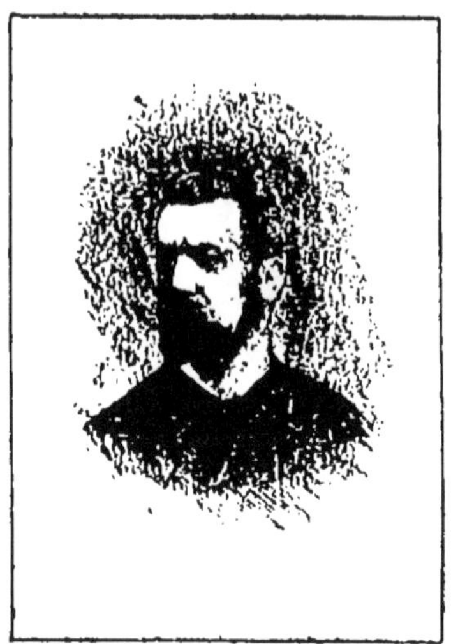

Né à Laval (Mayenne) en 1852. — Après avoir fait ses études classiques, étudie tout d'abord le Droit, puis suit les cours de la Faculté de Médecine de Paris et est reçu docteur en 1879. Attiré spécialement vers les sciences physiques, il publie dès ses débuts un mémoire sur l'*électricité médicale*. Ses premières expériences ont pour objet les *maladies de l'appareil digestif* et particulièrement de l'estomac. En 1885 il communique à l'Académie des Sciences et à l'Académie de Médecine de Paris une série d'études qui sont publiées dans le *Bulletin de l'Académie des Sciences*. Il invente un *mégaloscope* très ingénieux qui est entre les mains de tous les médecins. Parmi ses nombreuses publications citons: *Eclairage des cavités du corps et opérations. De la constipation. Traitement de la neurasthénie stomachale. Tuberculose locale, traitement par l'électricité. De la Blennorrhagie. Son traitement par l'oxychlorure d'argent*, obtenu par voie d'electrolyse, etc.

Dr BOISSIER (François).

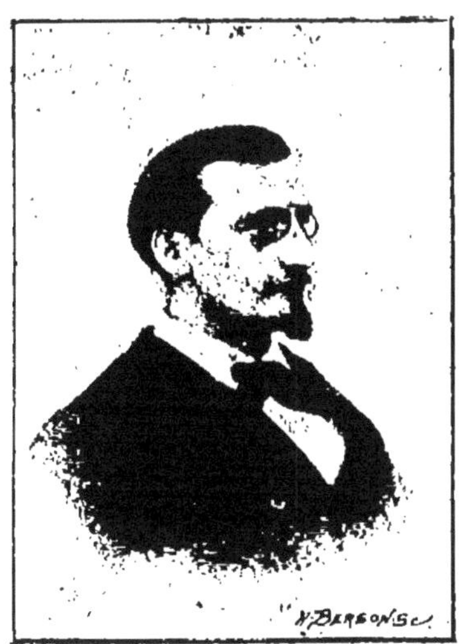

Mulot.

Ancien élève de la Faculté de Montpellier. Externe des Hôpitaux de Paris en 1886 ; interne des asiles de la Seine en 1892. Lauréat et membre correspondant de la Société Médico-Psychologique. Auteur de divers travaux très appréciés de neurologie et de psychologie.

Dr BOIX (Emile).

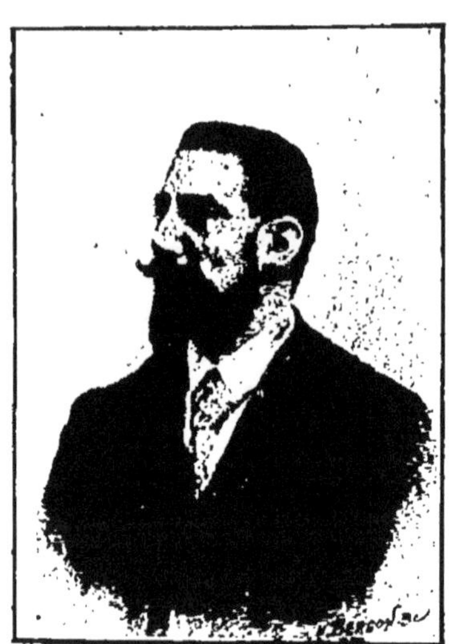

Né à Perpignan le 8 août 1862. — Externe des hôpitaux de Paris en 1885; interne en 1889. Médaille d'or des hôpitaux de Paris au concours de 1893. Docteur en médecine en juillet 1894. Médaille d'or de première classe des épidémies (choléra de 1884). Élève de Charcot, Bouchard, Brouardel, Hanot, G. Sée, Labadie-Lagrave, Brissaud, Gilbert-Ballet, Pierre Marie, etc. Thèse sur le *Foie des dyspeptiques*. Travaux sur diverses branches de la médecine, en particulier le système nerveux, le foie et le tube digestif. Collaborateur de la *Revue neurologique* et des *Archives générales de médecine*.

Dr BOLOGNESI (Alfred).

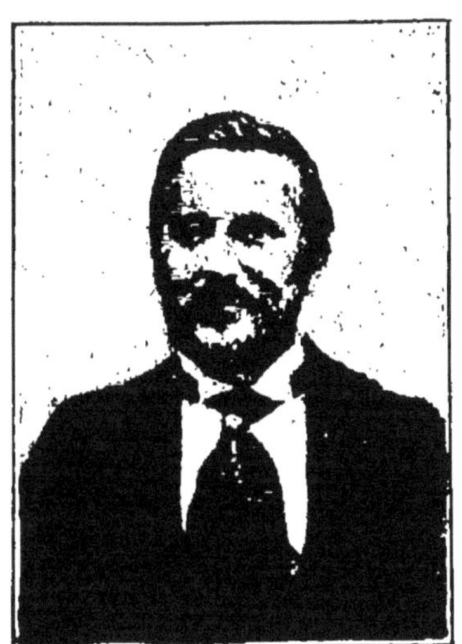

Né à Saumur (Maine-et-Loire) le 21 janvier 1863. — Ancien interne des hôpitaux de Paris. Lauréat de la Faculté et de l'Académie de Médecine. Membre de la Société de Thérapeutique. Secrétaire de la Rédaction du Bulletin général de Thérapeutique. A publié un certain nombre de travaux dont les plus importants sont : *Recherches cliniques, histologiques, bactériologiques et expérimentales, pour servir à l'histoire de l'hérédité de la tuberculose humaine, Transmission de la mère à l'enfant, Traitement chirurgical des maladies du foie et des voies biliaires. Des vaccinations et revaccinations faites à l'hôpital temporaire de la Porte d'Aubervilliers pendant l'épidémie de variole de Paris* (1893-94). (Mémoire couronné par l'Académie de Médecine, etc., etc.)

Dr BONNEFIN (Clément).

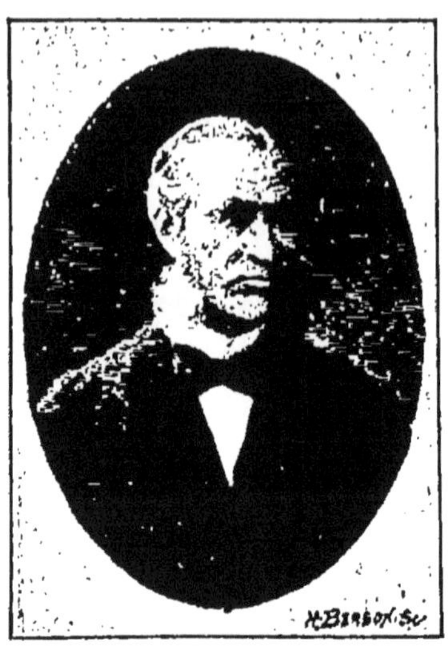

Né à l'Ile Maurice le 1er décembre 1822. — Elève de Trousseau. Médecin par décret royal de l'ambassade d'Espagne. Correspondant de l'Académie Royale de Barcelone. Associé de mérite de la Société Royale de Las Palmas. Président en 1874 de la Société médicale du sixième arrondissement. Président en 1882 de la Société de médecine pratique de Paris, Membre de la Société Française d'Electrothérapie. Médaillé pour services rendus aux ambulances pendant le siège de Paris. Chevalier de Grégoire-le-Grand, officier de Tahovo, commandeur de Charles III.

Dr BONNET (Léon).

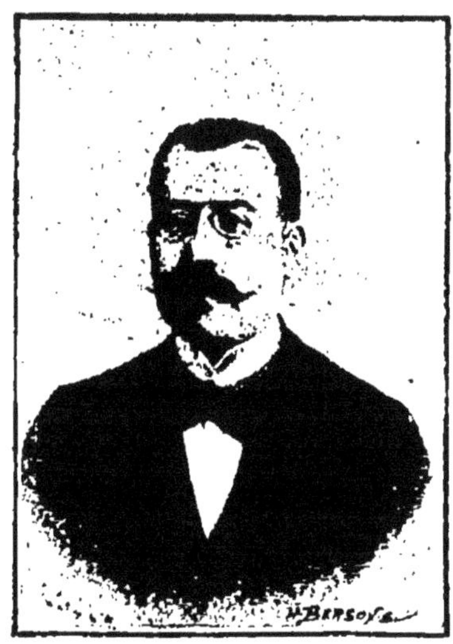

F. Mulnier.

Né au Puy (Hte-Loire) le 26 avril 1860. — Dr en médecine de la Faculté de Paris en 1887. Médecin de l'asile de Montredon en 1892. Directeur de l'établissement électrothérapique fondé rue St-Lazare par les Drs Vigouroux et Charcot en 1879, il rentre en 1894 à l'hôpital international (hôpital Pean) comme chef du service d'électrothérapie. Il est au premier rang des électrothérapeutes et ses recherches originales sur les effets de l'effluve à haute tension, dite Statique, recherches entreprises en 1894 et communiquées à l'Académie de Médecine et à l'Académie des Sciences en font un précurseur de Rœntgen. Elles lui ont permis de créer une méthode nouvelle d'électrisation pour combattre efficacement la Neurasthénie, l'arthritisme et certains états morbides difficilement curables.

Dr BONNET (Félix-Stephane).

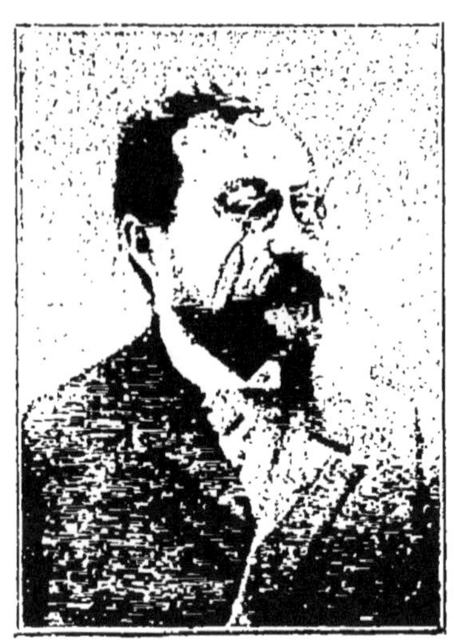

Né le 13 juillet 1856 à Sauviat (Haute-Vienne). — Voyages d'exploration aux Antilles, aux Etats-Unis et surtout dans l'île d'Haïti, de 1875 à 1880. Etudes médicales commencées à l'École de Médecine de Limoges. Lauréat de l'Ecole et interne de l'Hôpital de cette ville, 1880-82. Interne des hôpitaux de Paris, 1884. Docteur et lauréat de la Faculté de Paris, 1887. S'est depuis adonné à l'étude de la gynécologie. A publié de nombreux mémoires sur cette question. Auteur, en collaboration avec le Dr Petit, d'un *Traité de gynécologie*, couronné par l'Académie de Médecine en 1895 (Prix Huguier). Enseignement libre de la gynécologie à sa clinique. Officier d'Académie (1895.)

Dr BOUFFÉ (Floris).

Né à Port-Louis (Maurice) le 13 août 1852. — Commença ses études à Bordeaux et les termina à Paris. Passa sa thèse de doctorat en 1877 sur l'*Epistacis chez les tuberculeux*. Cette thèse révélait déjà une observation sagace. *Ses Recherches cliniques sur la diphterie et de son traitement* complétées par une communication à la Société de Médecine pratique, appelèrent l'attention sur lui. Enfin, l'ensemble de ses études sur les *Maladies de la peau* le classa au premier rang des médecins consultés. Il prouva la curabilité du *Psoriasis* par la médication interne aux Congrès de Caen, de Lyon et de Bordeaux (1894-1895). — Enfin, son dernier travail sur la *Lèpre* (Acad. des Sciences 1896), dont il a trouvé la guérison, honore la science française.

BOUVET (Charles).

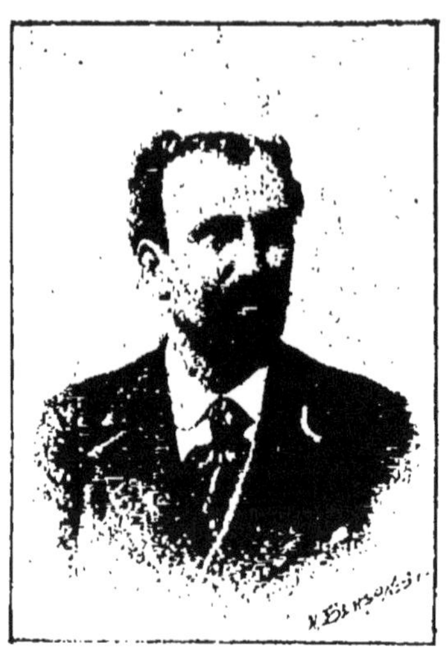

Piron, boulv. St-Germain.

Né à Paris, le 12 août 1866.—Thèse passée en 1891 sur les *Kystes des mâchoires*. Membre et ancien secrétaire de la *Société de Stomatologie* de Paris. Chargé du service des maladies de la Bouche et des Dents à l'hôpital de Bicêtre.

Dr BRESSON (Henry).

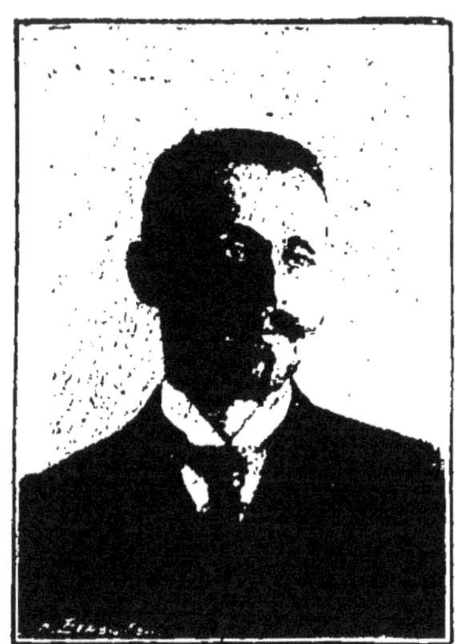

Né à Paris le 19 janvier 1859. — Entré d'abord à l'École d'Alfort en 1876. Fit ensuite ses études de médecine sous la direction des maîtres Hanot, Championnière, Ball, Rendu, Lannelongue. Ancien interne des hôpitaux de Berk-sur-Mer et de Nathaniel de Rothschild, sous la direction du Dr Cazin. Auteur d'une thèse et de communications importantes sur l'*Orthopédie* et les affections des enfants. Médaille de bronze de l'Assistance publique.

Profes^r BROUARDEL (Paul-Camille-Hippolyte).

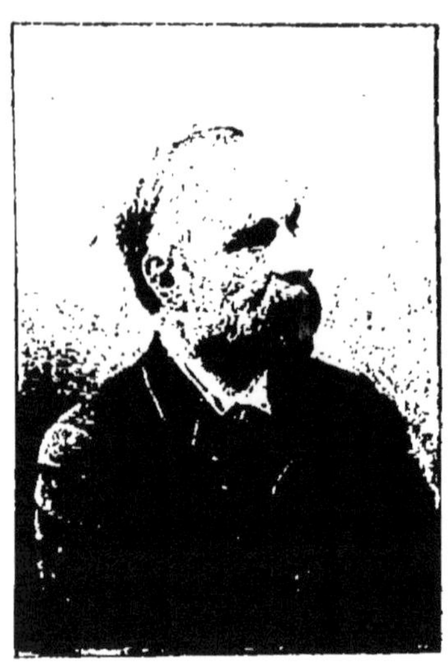

Pirou, boulv. St-Germain.

Né à Saint-Quentin (Aisne), le 13 février 1835. — Une de nos plus hautes sommités médicales. Passa en 1865 sa thèse de doctorat : *De la tuberculisation des organes génitaux de la femme.* Le nombre de ses ouvrages, qui font autorité en la matière, est innombrable. Signalons : *Etude critique des diverses médications employées contre le diabète sucré. Notes sur la vaccine et la variole. Analyse des gaz du sang. L'Urée et le Foie. De la température du corps humain et de ses variations dans les diverses maladies, etc., etc.* Possède une réputation universelle pour les questions de *médecine légale* et d'*hygiène.* Titulaire de la chaire de médecine légale. Fut signalé par ses missions dans les pays contaminés par le choléra et les brillants mémoires qu'il a publiés sur ce fléau. Commandeur de la Légion d'honneur. Officier de l'Instruction publique. Directeur des *Annales d'Hygiène publique et de Médecine légale.* Membre de l'Académie de Médecine et Président du Comité consultatif d'hygiène publique. Doyen de la Faculté de Médecine de Paris. Ambassadeur de France aux conférences sanitaires de Venise, de Dresde, de Paris. Membre du Conseil supérieur de l'Instruction publique et de l'Académie des Sciences, etc., etc.

Dr CADIER.

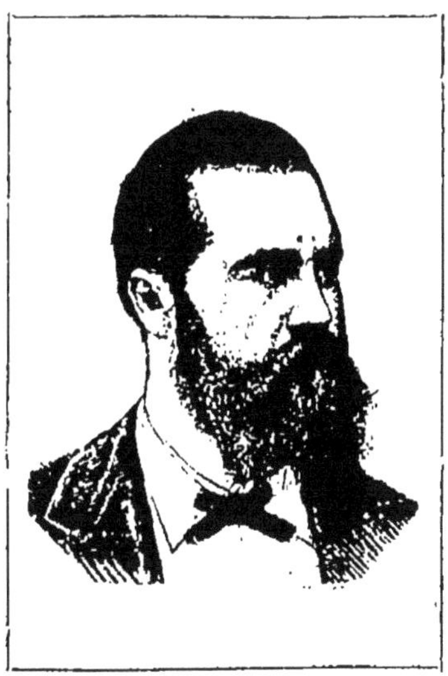

Né à Rennes le 20 août 1842. — Fit ses études médicales dans cette ville, les continua à Paris où il s'occupa principalement des maladies du larynx. Inventeur d'un laryngoscope présenté à l'Académie de Médecine en 1878 et jugé comme un admirable instrument mis à la portée de tous les praticiens. A publié de nombreux ouvrages parmi lesquels : *Angine scrofuleuse. Phtisie laryngée. De la recherche de l'albumine dans les urines. Traitement de la phtisie laryngée. Traitement des amygdalites chroniques par le galvano-cautère.* Collaborateur des *Annales de laryngologie*. Chevalier de la Légion d'honneur.

Dr CASTEX (André).

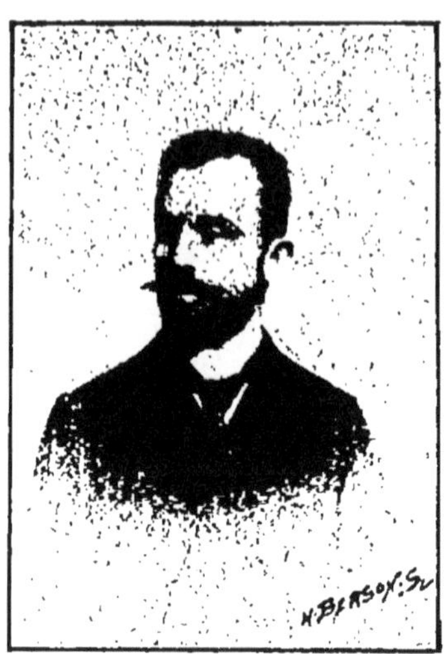

Benque.

Né à Bordeaux le 27 mai 1851. — Interne des hôpitaux de Paris (1876). Docteur en médecine (1881) Prosecteur à la Faculté de Médecine (1883). Chef de clinique chirurgicale à l'Hôtel-Dieu (1887). Chargé de missions dans les Universités d'Allemagne et d'Autriche en 1891. S'occupe spécialement de la pratique et de l'enseignement des maladies du Larynx, du Nez et des Oreilles. Secrétaire général de la Société centrale d'éducation et d'assistance pour les sourds-muets en France. Principaux ouvrages : *Clinique et thérapeutique chirurgicale des affections de l'arrière-bouche* (1886), *Traitement chirurgical de la tuberculose laryngée* (1892), *Hygiène de la voix* (1894). Articles : *Nez et Oreilles* du *Nouveau traité de chirurgie*, etc.

Dr CAYLA (Albert).

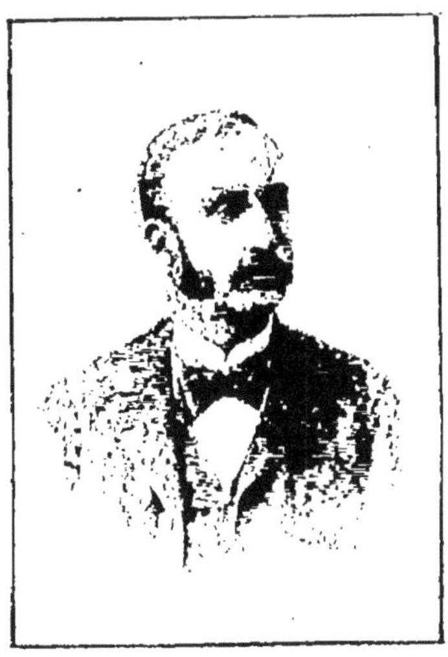

Pirou, boulv. St-Germain.

Né à Cahors. — Reçu interne des hôpitaux de Paris et docteur en 1886. — Nommé chef de clinique adjoint de la Faculté de Médecine à l'hôpital Saint-Louis. Médecin de la fondation Galiani depuis 1889.

Dr CHAMOIN.

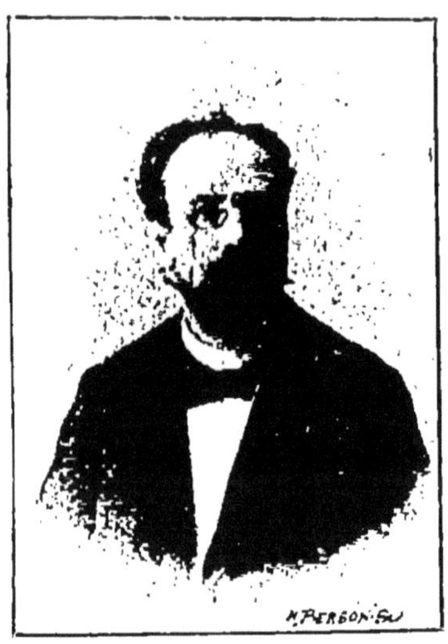

F. Mulnier.

Né en 1851 près de Troyes. — Compatriote de M. Casimir Périer, ancien président de la République, qui l'honore de sa bienveillante sympathie. Quitta Paris pendant la guerre (il était alors élève en médecine de 2e année), et suivit les cours de la Faculté de Montpellier en même temps qu'il se consacrait aux soins que réclamaient les blessés envoyés des armées de la Loire et de l'Est. Quand il revint à Paris, il passa avec succès le concours des hôpitaux; fut attaché au service de la clinique des maladies des yeux à l'Hôtel-Dieu. En 1877 il publiait les leçons du professeur Panas sur les *affections de la glande lacrymale et des voies d'excrétion des larmes*. Docteur en 1876. Aujourd'hui, il dirige plus spécialement les recherches sur l'*Electrothérapie* et il possède, à Paris, un cabinet d'électricité médicale admirablement installé. Il s'adonne surtout au traitement des *affections nerveuses diverses* et des *maladies des femmes*. Prépare un ouvrage sur l'*Electricité appliquée à la médecine, avec ou sans le concours des autres moyens de traitement, à la fin du XIXe siècle.*

Dr CHAUFFARD (A).

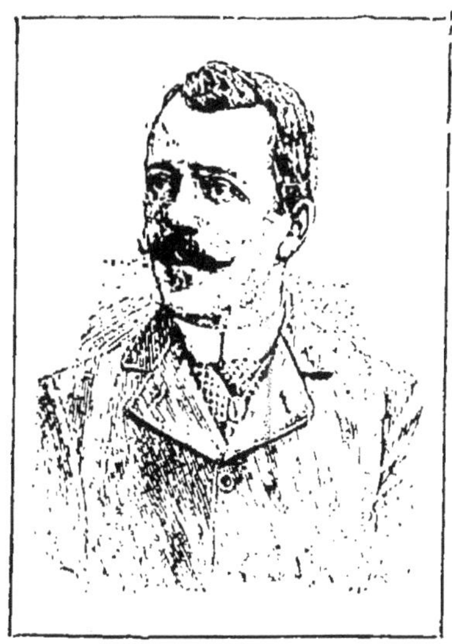

La Médecine moderne.

Né à Avignon en 1855. — Héritier d'une longue lignée médicale. Fils du professeur Chauffard; petit-fils du docteur H. Chauffard ; gendre du docteur Buquoy ; ayant comme aïeul le docteur Danyau ; comme bisaïeul le professeur Roux et comme trisaïeul le baron Boyer, chirurgien de Napoléon Ier. Interne en 1877. Médaille d'argent en 1879 ; médaille d'or en 1881. Médecin du bureau central en 1883. Agrégé en 1886. Fut chef de service aux hôpitaux Broussais, Laënnec et dirige actuellement à l'hôpital Cochin l'important service que Dejardin-Beaumetz garda jusqu'à sa mort. Ses travaux scientifiques sont nombreux. Citons entre autres sa thèse inaugurale sur les *Déterminations gastriques de la fièvre typhoïde*. Sa thèse d'agrégation sur *Les crises dans les maladies* et une série de recherches sur les maladies du Foie, le Diabète, etc.

Dr CHAUVEAU.

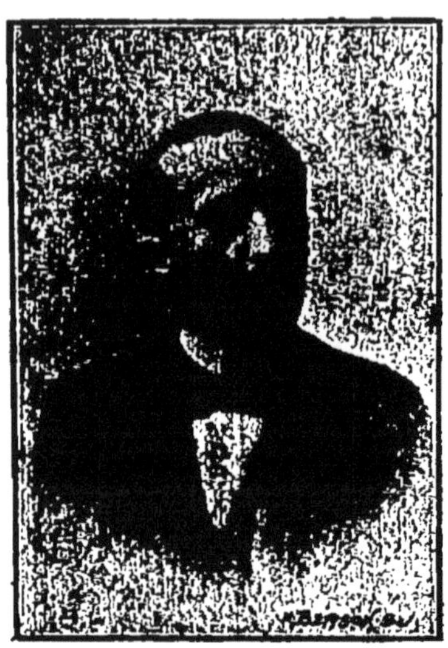

Pirou, bd St-Germain.

Né en 1861 dans la Côte-d'Or. — Après de sérieuses études médicales générales qui doivent évidemment toujours précéder le choix d'une spécialité, il se sentit particulièrement intéressé par l'étude des maladies du larynx, du nez et des oreilles qui depuis l'occupèrent exclusivement. — Docteur en 1888, il fut vite accaparé par sa clientèle. Aussi ses mérites sont-ils plutôt ceux du praticien en contact constant avec ses malades que ceux du publiciste. Toutefois, dans le domaine de sa spécialité, il a fait une série de publications intéressantes.

Dr CHÉRON (Jules).

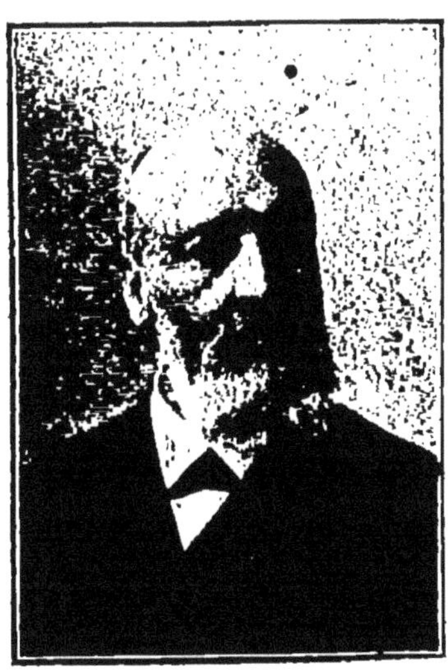

Nadar.

Né à Périgueux le 8 août 1837. — Fils d'un médecin militaire. Fit ses études médicales à Bordeaux, à Montpellier et à Paris. Docteur en médecine en 1866 et docteur ès-sciences avec une remarquable thèse sur le *Système nerveux des Céphalopodes*. Il refusa la succession de Paul Bert à la Faculté des Sciences de Bordeaux pour se consacrer uniquement à la médecine. Parmi ses travaux signalons : *L'Intermittence rhytmée du courant continu ; La paralysie agitante* ; *L'Evolution morbide de la muqueuse du canal cervical*, etc. etc., Médecin de Saint-Lazare dont il est le doyen, il se consacra presque entièrement à la gynécologie : fonda la *Revue médico-chirurgicale des maladies des Femmes ;* fit un cours libre à la Faculté ; fonda, rue de Savoie, une clinique extrêmement suivie. Mais ce qui contribua le plus à sa haute renommée actuelle, c'est son grand ouvrage sur *Les lois générales de l'hypodermie*. C'est lui qui a introduit dans la pratique médicale les injections sous-cutanées de sérum artificiel dont Luton n'avait fait que donner la formule. Officier de la Légion d'honneur depuis 1878.

Dr CHEVALET (Hippolyte).

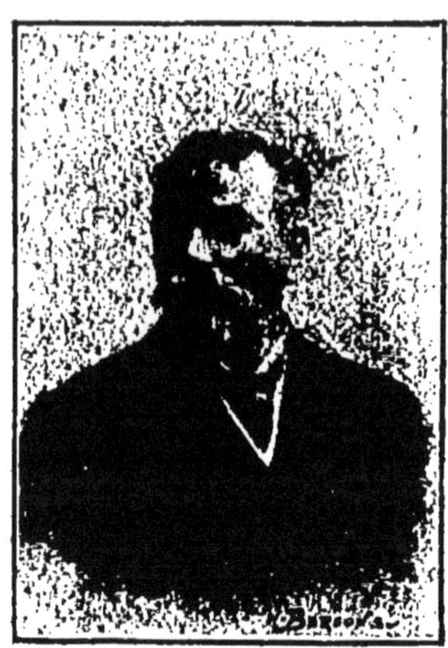

Capelle.

Né aux Grès (Aube) le 25 octobre 1845.—Interne des hôpitaux de Paris en décembre 1869. Engagé volontaire à la première ambulance de la Société des secours de terre et de mer de 1870. (Blocus de Metz, Borny, Gravelotte, Servigny, Ladonchamp). Après la reddition de Metz, il se rendit à Bordeaux, où il fut nommé médecin-aide-major de 1re classe aux batteries d'artillerie de la 3e divison du 16e corps, sous le général Chanzy (Affaire du Mans). Licencié, il reprit son service d'interne à l'Hôtel-Dieu pendant la Commune, où il eut à lutter contre les fédérés. Au moment de l'incendie de Notre-Dame, il deménagea avec ses camarades, les docteurs Hanot et Landrieux, tous les blessés de l'Hôtel-Dieu. Lauréat (médaille d'or) de la Faculté de Médecine. Elève de Desprès, Laugier, Maurice Raynaud, Dolbeau, Trélat, etc. Passa sa thèse sur : *Les inflammations des vaisseaux lymphatiques du membre supérieur* (1875). C'est une des figures les plus sympathiques de notre monde medical, et il prodigue ses soins aux pauvres et aux riches avec le même dévouement.

Dr CLADO (Spiro).

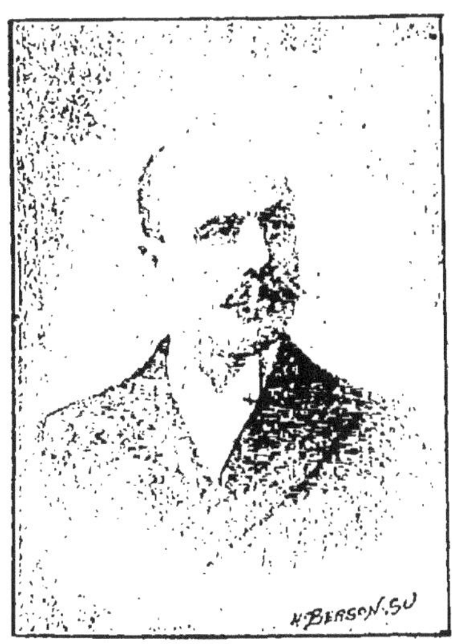

Pirou, boulv. St-Germain.

Né à Smyrne (Turquie d'Asie) d'une famille dont l'origine remonte au Xe siècle. Au XIVe siècle, les Vénitiens conférèrent le titre de chevalier à cette famille et l'inscrivirent au livre d'or de la noblesse. Le docteur Clado descend en ligne directe de *Clado-le-Mince*, qui était l'un des dix patriciens envoyés par l'empereur Nicéphore Phocas pour pacifier l'île de Crète. Naturalisé Français depuis de longues années. Successivement nommé au concours externe, interne provisoire et interne titulaire des hôpitaux de Paris et, simultanément, aide d'anatomie, aide de bactériologie, chef de laboratoire, puis chef de clinique à la Faculté, à l'Hôtel-Dieu. Lauréat de la Faculté de Médecine de Paris et de l'Assistance publique. Chef des travaux de gynécologie à l'Hôtel-Dieu. Il a découvert un certain nombre de *bactéries*, parmi lesquelles une porte son nom : *La bactérie de Clado*. En outre, ses recherches ont porté sur l'infection urineuse, l'infection herniaire, la cure de la tuberculose par la chaleur, etc. Son dernier ouvrage comprend 750 pages et traite des *Tumeurs de la vessie*. Médecin de la Légation de Grèce. Officier de l'Ordre du Sauveur. Chevalier de la Légion d'honneur.

Dr COLOMBEL (Félix).

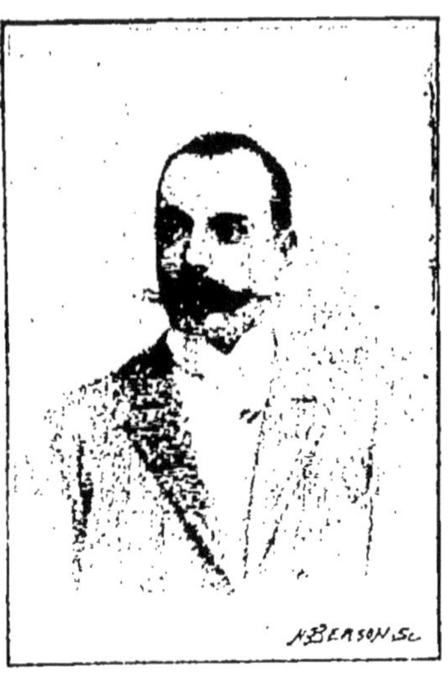

Teuzery.

Né à Paris le 19 avril 1860. — Docteur en 1885. Sa thèse soutenue devant la Faculté de Lyon sur *Une nouvelle méthode d'anasthésie mixte* (atropine, morphine et chloroforme) lui vaut la note « Très bien » et une mention honorable. En juillet 1885 il est désigné pour aller combattre à l'hôpital militaire de Marseille l'épidémie de choléra et revient en novembre comme médecin stagiaire au Val-de-Grâce. Nommé médecin aide-major en 1886 et médecin-major en 1892, il démissionne en 1895 pour se consacrer à la pratique civile et spécialement au traitement des maladies de l'estomac et des voies respiratoires. Médecin-major de territoriale et médecin du Cercle militaire.

Mme CONTA (Profira).

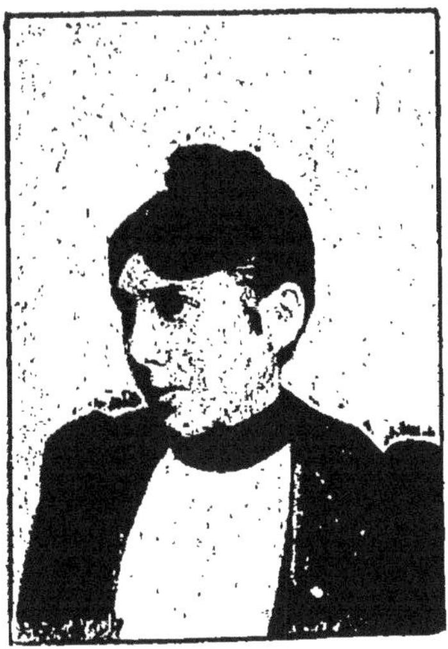

Bascoul.

Née en Roumanie, Mme Conta se fit naturaliser Française en 1894. — Elle fit de fortes études et se sentit attirée vers les études médicales auxquelles elle s'adonna complètement. Ses efforts furent couronnés de succès et elle passa une brillante thèse inaugurale de doctorat à la Faculté de Médecine de Paris. C'est dans cette dernière ville qu'elle exerce avec une grande habileté professionnelle. Mme Conta, qui est veuve, a été nommée officier de l'Ordre Roumain *Bene-Merenti*.

Dr CORNET (Paul-Marie-Joseph-Elie).

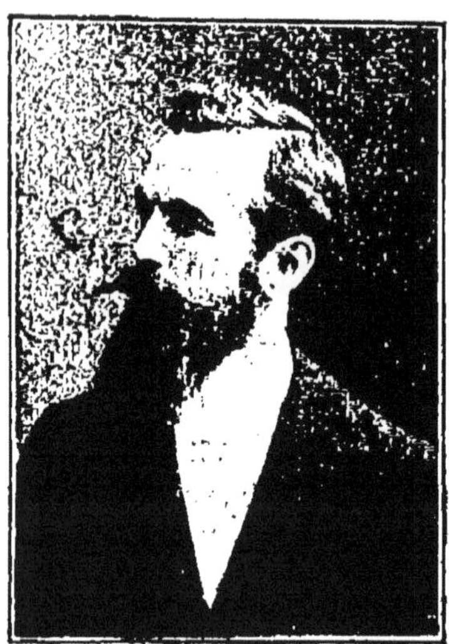

Marius.

Né à Paris le 2 août 1860. — Quitta la France à l'âge de huit ans et suivit sa famille à l'île de la Réunion où il fit de brillantes études. Revint en France et devint en 1884 interne des Asiles d'aliénés de la Seine; puis, interne des hôpitaux de Paris et enfin pharmacien de première classe. Reçu docteur en 1889 avec une brillante thèse sur *Le traitement de l'épilepsie par le bromure de camphre, le bromure d'or et la picrotoxine.* S'intéresse particulièrement aux maladies de l'estomac, du foie et de l'intestin. Parmi ses travaux les plus remarqués, citons : *Traité de l'épilepsie. Recherches thérapeutiques sur l'idiotie et l'épilepsie* (en collaboration). *L'art d'administrer les médicaments aux enfants*, etc. Membre de la Société clinique des praticiens de France, de la Société internationale pour l'étude des questions d'assistance. Président de la Crèche municipale de la Salpêtrière. Médecin de l'octroi de Paris. Professeur aux écoles d'infirmes des hôpitaux de Paris.

Profes[r] CORNIL (André-Victor).

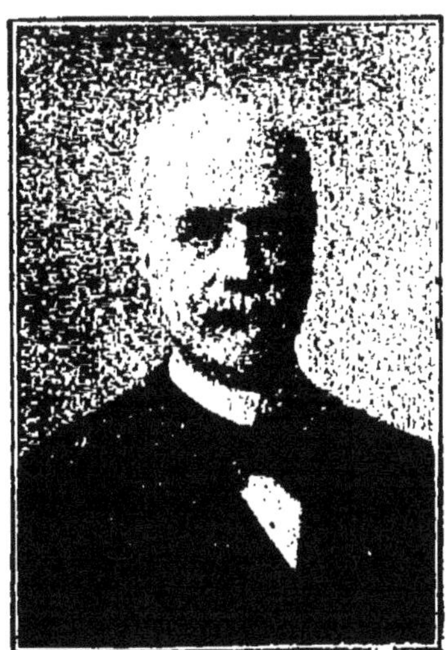

Pierre Petit.

Né à Cusset (Allier) le 17 juin 1837. Fils du docteur Félix Cornil qui exerça pendant plus de 50 ans avec le plus grand désintéressement la médecine à Cusset. — M. A. V. Cornil fut nommé, en 1867, chef de clinique, puis agrégé de la Faculté de Médecine en 1869. Il est professeur titulaire d'anatomie pathologique à la Faculté de Paris depuis 1882. Il mène de front la Politique et la Science.— Préfet en 1870, président du Conseil général de l'Allier depuis 1872, député aux élections de 1876, 1877, 1881, Sénateur en 1885 et réélu en 1893, M. Cornil a soutenu au Sénat plusieurs lois relatives à l'hygiène générale et aux institutions hygiéniques de la Ville de Paris ; les lois sur l'exercice de la Médecine et de la Pharmacie. En science il a surtout étudié l'Histologie pathologique et la Bactériologie. Ses principaux ouvrages sont : *Manuel d'anatomie et d'Histologie Pathologique* en commun avec M. Ranvier. *Traité de la phtisie* avec M. Herard et *Traité des Bactéries* avec M. Babes Chevalier de la Légion d'honneur.

Dr DAGINCOURT (Emmanuel).

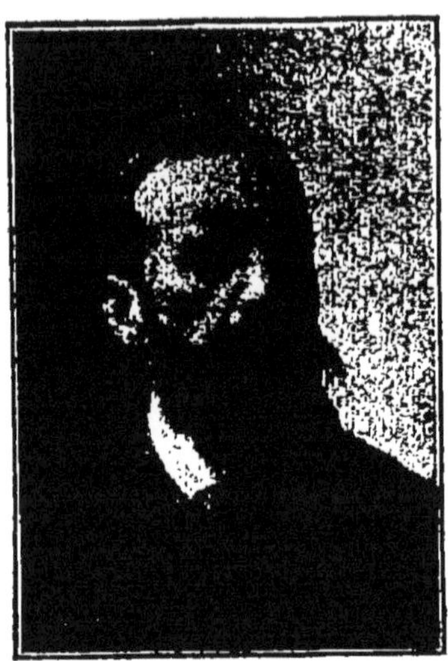

Pirou, rue Royale.

Né à Saint-Amand (Cher) le 4 novembre 1856. — Docteur en médecine de la Faculté de Paris. Ancien externe des hôpitaux et de la clinique d'accouchement à Paris. Licencié ès-sciences naturelles. Chirurgien de la clinique du XVIe arrondissement.

Dr DARIER (J. P. Armand).

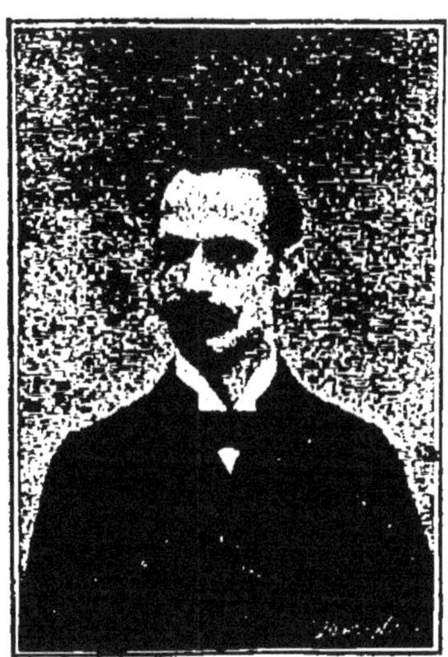

Laborie et Vasseur.

Médecin oculiste français. — Après de fortes études en Allemagne, en Suisse, en Angleterre, il soutint sa thèse à Paris en 1882. Est connu dans le monde ophtalmologique par ses nombreux travaux, dont les principaux sont : *Nature et traitement de l'ophtalmie des nouveau-nés. De la création électrique des nerfs optiques. De l'utilité de la pilocarpine dans l'amblyopie par le tabac. Des injections sous-conjonctivales de sublimé en thérapeutique oculaire. Traitement chirurgical de la conjonctivite granuleuse*, etc. Ces deux derniers travaux ont eu un grand retentissement. Le docteur Darier est membre d'un grand nombre de sociétés savantes. Il a fait des communications aux plus importants Congrès internationaux et est à la tête d'un des plus importants journaux d'oculistique : « La Clinique ophtalmologique ».

Dr DECORI (Côme).

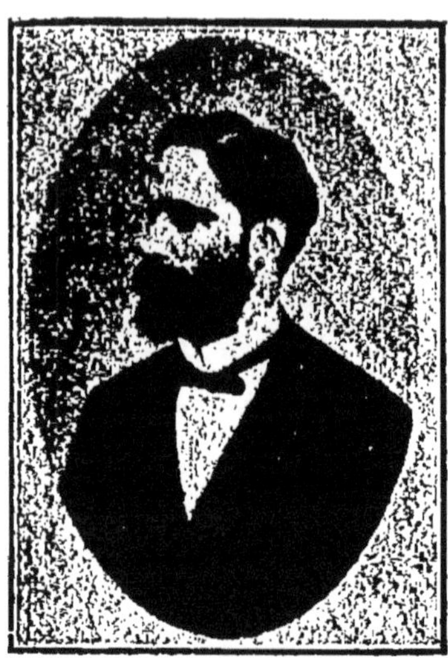

Jacotin.

Né à Valle d'Alesani (Corse), le 18 avril 1834.— Externe, puis interne des Hôpitaux de Paris, obtint en 1865 une médaille de bronze pour le dévouement qu'il apporta à soigner des cholériques à l'hôpital Saint-Antoine. L'étude de ses observations sur le choléra fit le sujet de sa thèse de doctorat. Nommé médecin-adjoint de la maison cellulaire de Mazas et ensuite médecin titulaire du dépôt des condamnés, il démissionna en 1875 afin de pouvoir donner tout son temps à la clientèle et aux malades de la Compagnie des Chemins de fer de l'Est et de la Compagnie parisienne du gaz. Praticien distingué, il jouit dans le Xe arrondissement d'une notoriété que son talent et son caractère ont consacrée depuis longtemps. Appartient à une famille nombreuse habitant la Corse. Est lui-même président de la Société *La Corse*. Il a un frère avocat et un neveu avocat aussi et qui, bien que jeune encore, est célèbre au barreau.

Dr DÉJÉRINE (Joseph-Jules).

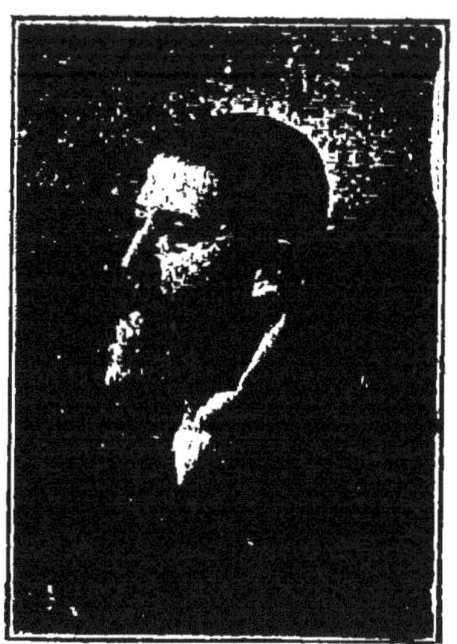

Né le 3 août 1849 — Interne des hôpitaux le 23 décembre 1874, médecin des hôpitaux le 15 juin 1882. Agrégé e 1886.

Parmi ses principales publications, citons : *Recherches sur la dégénérescence des nerfs séparés de leur centre trophique* (1875). *Lésions du système nerveux dans la paralysie diphtéritique. Altérations des nerfs cutanés chez les ataxiques*, etc.

Dr DELBET (Pierre).

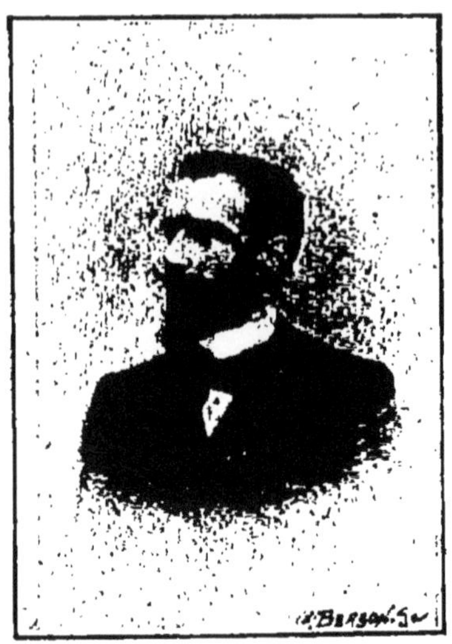

Ogerau.

Externe des hôpitaux en 1884. — Interne en 1885. Aide d'anatomie en 1886. Prosecteur provisoire à la Faculté en 1887. Prosecteur titulaire en 1888. Docteur en 1889. Chef de clinique chirurgicale en 1891. Lauréat des hôpitaux (accessit de la médaille d'Or). Lauréat de la Faculté de Médecine (médaille d'argent). Lauréat de la Société de chirurgie (Prix Gerdy, 1889). Lauréat de l'Académie de Médecine (Prix Laborie, 1891). Vice-président de la Société anatomique (1892-93). Professeur agrégé à la Faculté de Médecine (1892). Chirurgien des hôpitaux en 1893. Ses principaux travaux sont : *Traitement des anévrysmes. Maladies des organes génitaux de la femme. Néoplasmes.*

Dr DÉRIAUD (Pierre-Oscar).

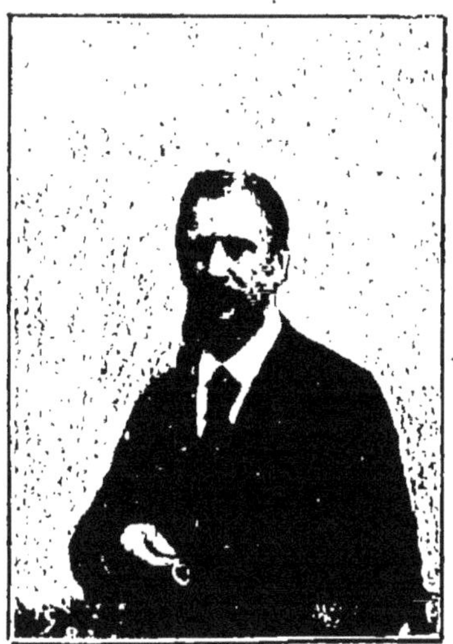

Né le 14 juin 1845 à Juillaguet, arrondissement d'Angoulême. — Exerce, 13, boulevard Saint-Denis. Ancien interne des hôpitaux du Havre. Ex-médecin et ex-chirurgien de l'hôpital d'Angoulême. Fait les accouchements, les maladies des femmes, les maladies des enfants et la médecine générale. Lauréat de la Faculté de Paris, pour sa thèse de doctorat soutenue le 28 décembre 1868, sur l'influence réciproque de l'Impaludisme et du Traumatisme.

Dr DREYFUS-BRISAC.

Né le 3 février 1840 à Strasbourg. — Interne des hôpitaux de Paris en 1873. Docteur en 1878. Chef de clinique de la Faculté en 1870. Médecin des hôpitaux en 1880. Actuellement médecin à l'hôpital Lariboisière. En dehors de nombreux articles et revues critiques parus dans la *Gazette hebdomadaire*, a publié les ouvrages suivants : *De l'asphyxie non toxique. Traitement du Diabète. De la Phtisie aiguë* (en collaboration), etc. Comme membre du Conseil supérieur de l'Assistance publique, a pris une part active à l'élaboration de la loi sur l'Assistance médicale gratuite. Chevalier de la Légion d'honneur.

Dr DUMONTPALLIER.

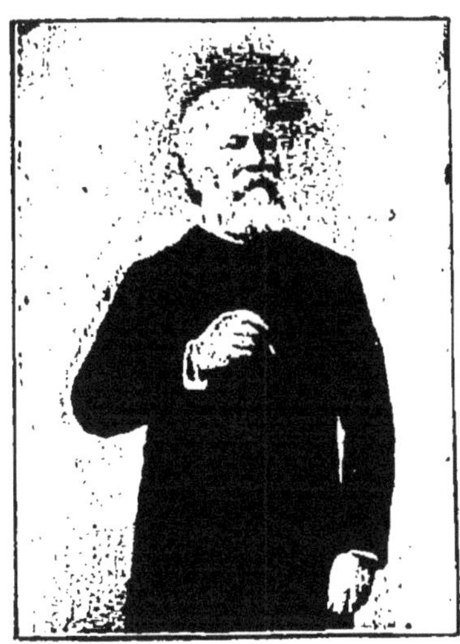

Gerschel.

Un des doyens les plus estimés du corps médical. Interne de 1853 à 1856. Lauréat des hôpitaux. Docteur en 1857 avec une thèse sur l'*Infection purulente et l'infection putride à la suite de l'accouchement.* Chef de clinique en 1861 à la Faculté, il collaborait aux deux éditions de la clinique médicale de l'Hôtel-Dieu de Paris, du professeur Trousseau. Il faisait à l'Ecole pratique un cours de pathologie interne et, en 1866, il était nommé médecin du Bureau central des hôpitaux. En 1857, il obtenait le prix Monthyon; en 1875, il obtenait un prix de l'Académie de Médecine pour un mémoire sur l'étude des *Anomalies de l'éruption vaccinale.* Il présentait encore, après cela, des mémoires remarquables à l'Académie de Médecine, qui l'accueillit dans son sein en 1892. Médecin honoraire de l'Hôtel-Dieu. Président de la Société d'hypnologie et de psychologie; secrétaire général de la Société de biologie. Officier de la Légion d'honneur.

FLEURY De (Dr Maurice).

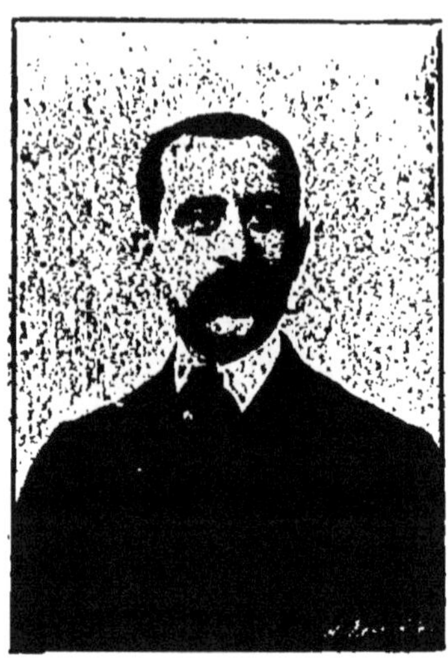

Benque.

Né à Bordeaux le 20 octobre 1860. — Fils du professeur Armand de Fleury, médecin des hôpitaux et professeur à la Faculté de Médecine de cette ville. Fut interne des hôpitaux à Bordeaux et à Paris. Commença par se faire un nom dans la littérature et le journalisme. Ses volumes : *Amours de savants. Nos grands médecins d'aujourd'hui*, les *Causeries de Bianchon* (Bianchon est son pseudonyme) ont eu un grand succès de librairie. Collaborateur médical du *Figaro*. Écrivit dans presque tous les grands journaux parisiens. S'occupe à l'heure actuelle uniquement de médecine et plus spécialement des maladies nerveuses. Ses derniers travaux sur la *Neurasthénie*, l'*Insomnie*, la *Pathogénie de l'Epuisement nerveux*, la *Tristesse chez les névropathes*, le *Mode d'action des révulsifs*, l'ont placé au rang des spécialistes les plus distingués. Ses études de psychologie médicale semblent appelées à un bel avenir.

Dr FOURNIER DE LEMPDES (E).

Appartient à une famille de médecins : fils du docteur Victor Fournier de Lempdes et petit-fils du docteur François Fournier de Lempdes, qui a laissé dans la science médicale un nom célèbre en inventant, en 1812, les premiers instruments de lithotricie. — Reçu docteur en 1893 ; médecin du Bureau de bienfaisance en 1894 ; médecin du Ministère des Travaux publics. Eut le premier l'idée d'appliquer les moulages d'aluminium à la protection des cicatrices consécutives aux opérations chirurgicales.

Dr FOVEAU DE COURMELLES (François-Victor).

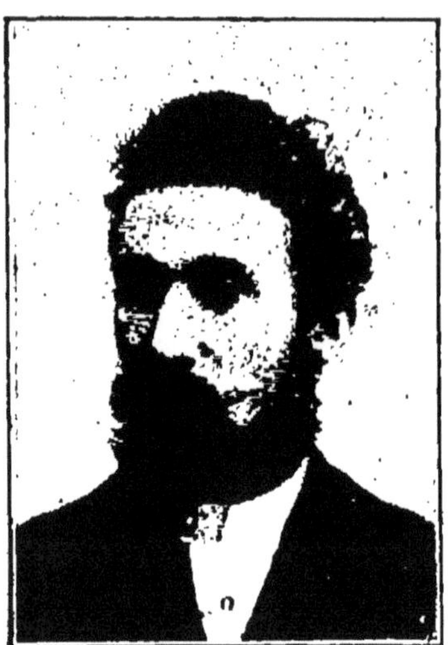

Né le 19 juillet 1862 à Courmelles (Aisne). — Licencié ès-sciences physiques en 1883 ; ès-sciences naturelles en 1885. Docteur en médecine en 1888 licencié en Droit. Lauréat de l'Académie de Médecine. Professeur libre d'Electrothérapie à l'Ecole pratique de la Faculté de Médecine depuis 1892-93. Quoique très jeune encore, il possède un bagage scientifique très important. Citons : *La Peur*, *La Pauvreté*, une série de travaux physiologiques dans la *Science pour tous*. Ecrivit les *Propos du docteur*, de 1888 à 1892, dans la *Revue Universelle*, le *Voltaire*, l'*Indépendance Luxembourgeoise*. Publia ensuite : *La vaginite et son traitement*. *Le magnétisme devant la loi*. *Les Facultés mentales des animaux*. *L'hypnotisme*. *L'Hygiène à table*. *L'électricité curative* avec une préface du Dr Péan. Est l'inventeur de la *Bi Electrolyse*, *de la Pyrogalvanie*, etc. Membre du jury d'Electricité des Expositions de Bordeaux, Amsterdam, Rouen, etc.

Dr FRASEY (Charles-Louis-Honoré).

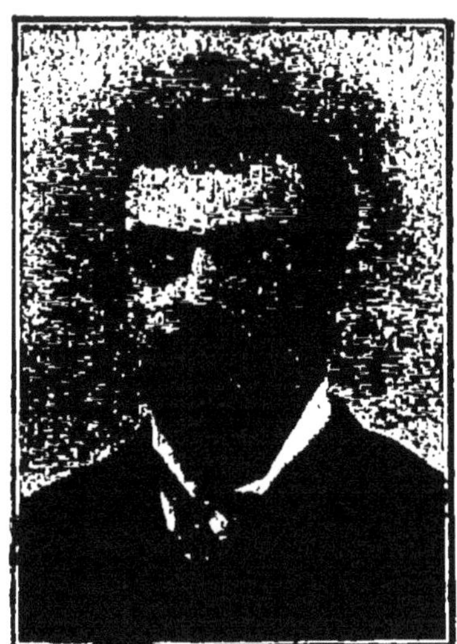

Né à Nevers le 26 juin 1853. — Docteur en médecine de la Faculté de Paris (juin 1877). Thèse inaugurale sur les *Fistules hypogastriques de la vessie*. Ancien aide-major à l'hôpital militaire de Belfort. A exercé la médecine à Toulon-s.-A., où il fut pendant 10 ans médecin de l'hôpital et médecin-inspecteur des Enfants-Assistés. Vint à Paris en 1890; fut reçu médecin du Bureau de bienfaisance et nommé médecin de la Crèche du IXe arrondissement. Médecin-adjoint au Dispensaire de salubrité publique.

Dr FROGER (Gustave).

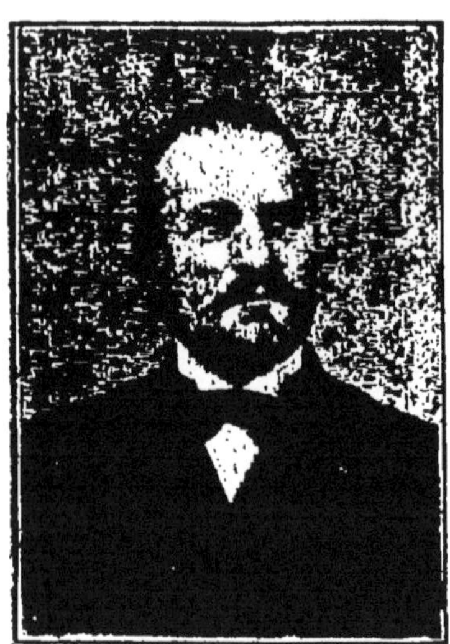

Né à Beaufont en Vallée (Maine et Loire) le 23 juillet 1853. — Ancien externe des hôpitaux de Paris. A passé sa thèse en 1879 sur le *Traitement de l'Eclampsie puerpuérale par l'Hydrate de chloral.* Elève de Lancereaux et d'Ollivier Auguste Millard. Médecin des Chemins de fer de l'Etat. Officier d'Académie.

Dr GALLOIS (Paul).

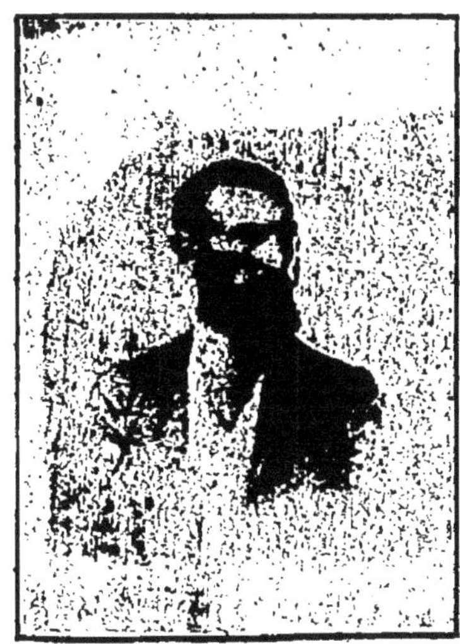

Né le 2 avril 1857 à Satolas (Isère). — A fait ses études au lycée St-Louis, à Paris. Reçu externe en 1877, interne en 1880, lauréat de l'Assistance publique en 1882. Docteur en 1885. Actuellement assistant de consultation à l'hôpital de la Charité. Auteur, en collaboration avec le Dr Gaucher, d'une *Thérapeutique des maladies des reins*. Collaborateur du *Bulletin Médical* où il a été chargé pendant plusieurs années des analyses d'ouvrages allemands.

Dr GARNIER (Paul).

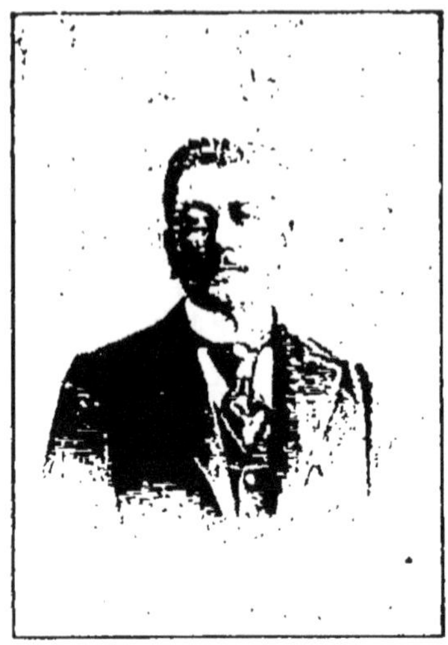

Reutlinger.

Né le 28 avril 1848 à Saintes. — Etudiant pendant la guerre, fut attaché aux ambulances. Elève de Lasségue, Magnan, Legrand du Saule ; possède une très grande réputation comme aliéniste. La thèse qu'il passa en 1877 sur *Les idées de grandeur dans le délire des persécutions* est souvent citée. Inspecteur des asiles d'aliénés de la Seine dès 1880. Expert devant les Cours et Tribunaux, succéda à Legrand du Saule, comme médecin en chef du dépôt. Ses principaux ouvrages sont : *Etat mental et responsabilité pénale des morphinomanes. Des vertiges avec délire. La psychose systématique progressive. La simulation de la folie. La folie à Paris. Aphasie et folie. L'automatisme somnambulique devant les tribunaux. Les Fétichistes-Pervertis sexuels. Le criminel instinctif.* Collaborateur de diverses Revues et principalement du *Dictionnaire des sciences médicales psychologiques de Londres.* Président de la Société médico-psychologique de Paris. Chevalier de la Légion d'honneur. Le docteur Garnier est consulté dans toutes les grandes affaires criminelles où se pose le problème de la responsabilité pénale.

Dr GAZEAU (Charles), Chevalier de la Brindonnière.

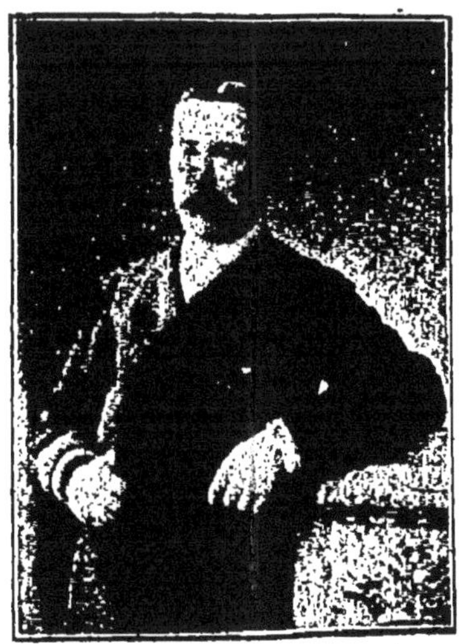

Gerschel.

Né à St-Florent-le-Vieil (Maine-et-Loire) le 24 juin 1841 — Reçu docteur à Paris en 1870 avec une thèse tout à fait remarquée sur le *Coca*, thèse qui popularisa d'un coup cette plante dans le monde entier. On doit à Ch. Gazeau plusieurs travaux sur les *Maladies vénériennes et de la peau*, en particulier une étude sur le traitement de la *Blennorrhagie* par le sulfate de cadmium.

Dr GODLEWSKY (Antoine-Pierre-Linarès).

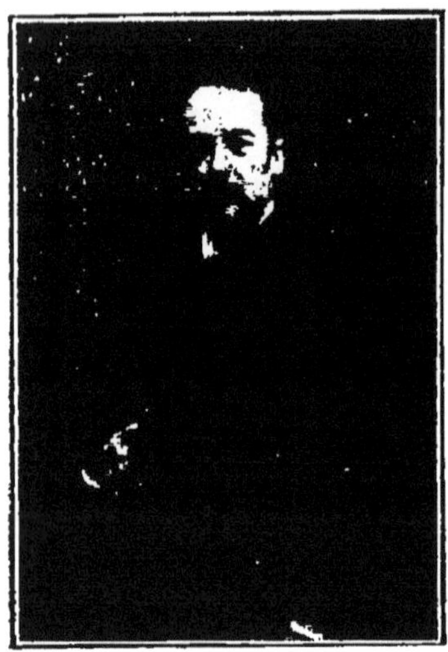

Barenne.

Né au Buque (Dordogne) le 12 février 1844. — Auteur de la *Santé de l'Enfant*, guide pratique de la Mère de famille. Lauréat du Concours de la Société Française d'hygiène pour l'éducation de la première enfance. Membre correspondant de la Société de Médecine de Paris. Médecin, depuis vingt ans, de la Crèche de Neuilly. Médecin du Jardin d'Acclimatation. Officier d'Académie. Officier de l'Ordre du Cambodge.

Dr GORODICHZE.

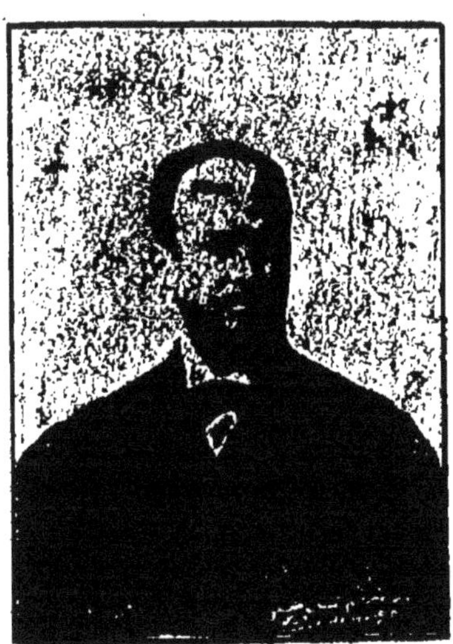

Pirou, rue Royale.

Né le 19 octobre 1863 à Wilna (Russie). — Après de brillantes études en Allemagne et en Suisse, vint à Paris, attiré par la renommée scientifique de l'Ecole de la Salpêtrière pour y suivre l'enseignement de Charcot. Docteur en 1888. Prend une part très active à la lutte entre les Ecoles de la Salpêtrière et de Nancy, sur la question de l'interprétation des phénomènes hypnotiques et contribue à faire triompher la théorie de la suggestion. Parmi ses principaux travaux citons : *Etude clinique sur l'action de l'Etalgine. Traitement de la morphinomanie à domicile, par la suggestion hypnotique, Considérations médico-légales sur la séquestration des morphinomanes. Stigmates psychiques de la dégénérescence non héréditaire. Evolution du magnétisme animal. L'auto-suggestion chez les hystériques*, etc. Collaborateur de diverses Revues, Membre de la Société Médico-psychologique de Paris, Membre du Comité d'organisation du Congrès de 1889.

Dr GRAND.

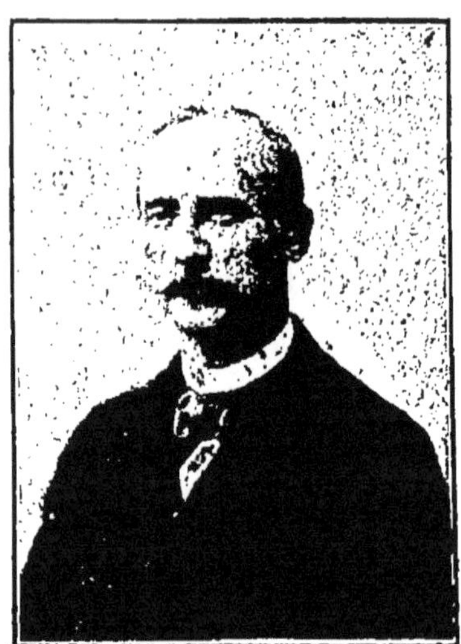

Né à Hyères (Var) en 1847. — Appartient à une famille de médecins. Nommé interne après concours, en 1867, à l'hôtel-Dieu de Toulon, il termine ses études médicales par une thèse sur les *Opérations de cataracte* (Thèse de Paris 1873) qui obtint une mention honorifique. Pendant la guerre de 1870, il fait en qualité de chirurgien de la marine, les croisières de la mer du Nord. Plus tard, grâce à ses voyages en Amérique, il étudie la fièvre jaune au centre même des épidémies et publie ses observations en un ouvrage magistral : *Considérations sur la fièvre jaune; nature et traitement.* De retour à Paris, depuis 1885 il s'occupe d'électricité et de son utilisation en gynécologie et dans les maladies nerveuses et diathésiques. Il est secrétaire des séances de la Société Française d'Electrothérapie. Collabore à diverses revues françaises et étrangères.

Dr GUELPA (Guillaume).

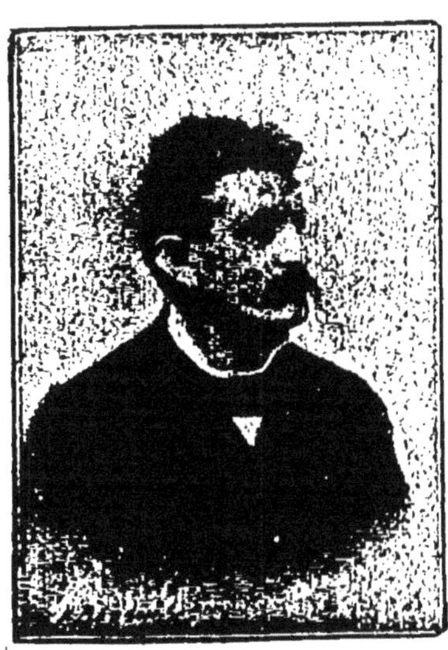

Manfredi et Quintal.

Né le 17 mars 1851 à Canaandona (Italie). — Reçu docteur au titre italien en 1874 et au titre français en 1875. Exerça pendant 9 ans à Sétif (Algérie). Etabli à Paris depuis 1884, fit à l'hôpital Cochin, en collaboration avec son maître, Dujardin-Beaumetz, des recherches sur la Terpine, le Terpinol et les injections de sels insolubles de mercure. Fit, en collaboration avec M. Weber, de l'Académie de Médecine, des études sur le *Tétanos*, et avec le docteur Rondino, des expériences sur les injections du sérum de Roux. Il publia différents autres travaux sur la galvanocaustique, le traitement direct des cavités, les accidents d'hydrargirisme, la nécessité d'une langue scientifique internationale, les injections d'extraits organiques, l'hygiène des cheveux, etc. Mais la question capitale qui fut sa préoccupation constante est la *Diphtérie*. Il fit à ce sujet des communications très importantes aux Sociétés et aux Congrès de médecine. Membre des Sociétés de Thérapeutique, de Médecine et de Chirurgie pratique, de la Société clinique des praticiens de France (secrétaire général adjoint). Membre correspondant des Académies de Médecine de Turin et Naples, de la Société d'hygiène d'Alger, de la Société d'archéologie de Constantine.

Dr GUENIOT (Alexandre).

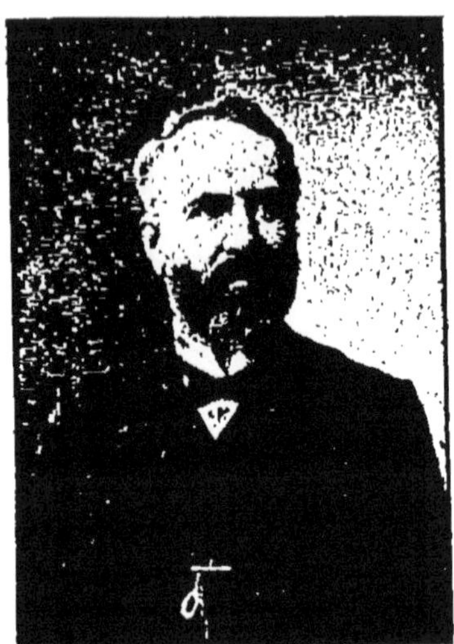

Gerschel.

Né le 8 novembre 1832.— Licencié ès-sciences en 1855. Interne des hôpitaux de Paris en 1858. Chef de clinique d'accouchement en 1863. Chirurgien des hôpitaux en 1865. Professeur agrégé en 1869. Il débuta comme chef de service à l'Hospice des Enfants assistés. Nommé plus tard chirurgien en chef de la Maternité, il occupa ce poste jusqu'en 1895. Ses nombreuses publications sur l'*Obstétrique*, la *Chirurgie infantile*, etc., le mirent de bonne heure en évidence et lui valurent une grande notoriété. Il est membre honoraire de la Société anatomique, membre et ancien président de la Société de chirurgie, membre de l'Académie de Médecine, membre fondateur et ancien président de la Société obstétricale et gynécologique de Paris, membre fondateur et ancien président de la Société obstétricale de rance. Chevalier de la Légion d'honneur.

Profess^r HAYEM

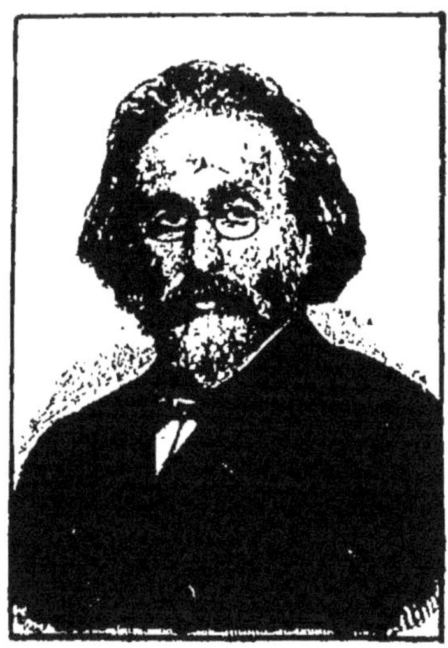

Pierre Petit.

Né à Paris le 24 novembre 1841. — Reçu interne des hôpitaux à 31 ans. Agrégé à 33 ans. Médecin des hôpitaux à 38 ans ; professeur de thérapeutique à la Faculté (juin 1870). Ses thèses *Sur les bronchites et les hémorrhagies intra-rachidiennes* constituent des mémoires précieux. *Ses recherches sur l'anatomie pathologique des atrophies musculaires* lui valurent le prix Portal. Ses travaux en thérapeutique sont considérables. Il dirigea en 1885 à l'hôpital St-Antoine le service des cholériques. Ses travaux sur le *chimisme stomachal* ont eu un grand retentissement. I dirige la *Revue des Sciences médicales en France et à l'Etranger*. Membre de l'Académie de Médecine. Chevalier de la Légion d'honneur.

Dr HENNOCQUE (Clément).

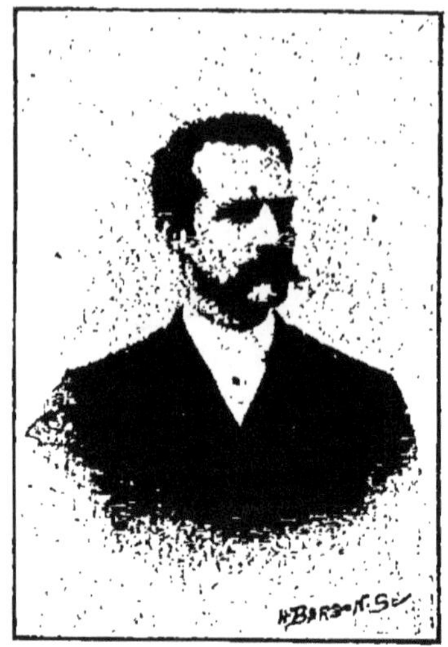

Carjat.

Né à Saint-Leu (Seine-et-Oise) le 24 février 1858, le docteur Hennocque, après de brillantes études, suivit les cours de la Faculté de Médecine de Paris. Il passa sa thèse de doctorat le 30 décembre 1885 et se livra à de nombreuses observations médicales qui font de lui un praticien distingué.

Dr HIRTZ (Edgard).

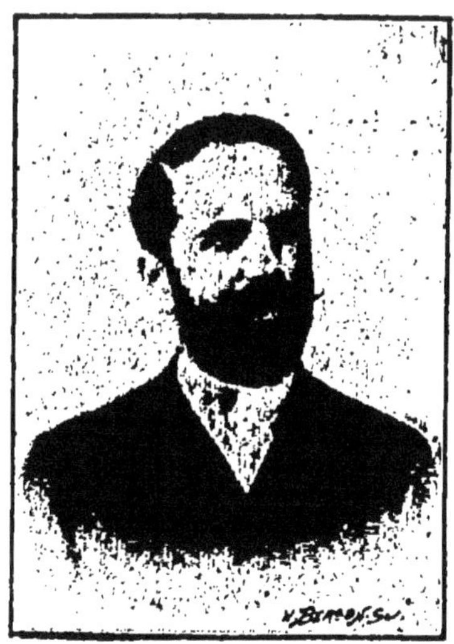

Gerschel.

Né à Wintzenheim (Haut-Rhin) le 30 mai 1849. — D'une famille médicale ancienne. Son oncle était un professeur éminent à la Faculte de Strasbourg ; son père, médecin distingué, ancien chef de clinique à la Faculté. Il y eut un moment neuf médecins du nom de Hirtz. Engagé volontaire en 1870-71 il vint après la guerre à Paris. Externe des hôpitaux, puis interne provisoire ; enfin interne titulaire en 1873, il fut reçu au doctorat en 1878 avec une thèse remarquée sur l'*emphysème pulmonaire chez les tuberculeux*. Nommé en 1880, au concours, médecin des hôpitaux, il est aujourd'hui chef de service à l'hôpital Tenon et chargé d'un cours de clinique annexe de la Faculté de Médecine. Collabore aux *Archives de Médecine*, à la *Gazette des Hôpitaux*, au *Bulletin de la Société Médicale des Hôpitaux* et à la *Médecine Moderne*. Auteur, dans le traité de thérapeutique de Robin, de l'article : *Traitement des empoisonnements par l'Arsenic, le Mercure, le Phosphore, l'Oxyde de carbone et le Sulfure de carbone*. Ses autres travaux sont très nombreux et très importants ; citons : la *Stomatite aphteuse maligne*, le *Salol*, la *Phlébite précoce chez les tuberculeux*, le *Traitement des phlébites*, la *Polyurie hystérique*, thèse faite sous son inspiration par le docteur Kourilsky, etc.

Dr HUMBERT (Gaston).

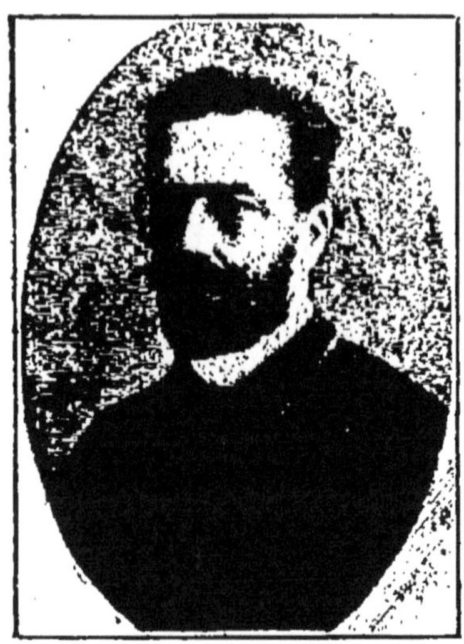

Poirel.

Né à Paris le 3 octobre 1845. — Ancien aide d'anatomie et prosecteur à la Faculté de Médecine. Professeur agrégé à la Faculté en 1878. Chirurgien des hôpitaux la même année. Depuis 1885, chirurgien de l'hôpital du Midi (actuellement hôpital Ricord). Chevalier de la Légion d'honneur.

Dr JENNINGS (Oscar).

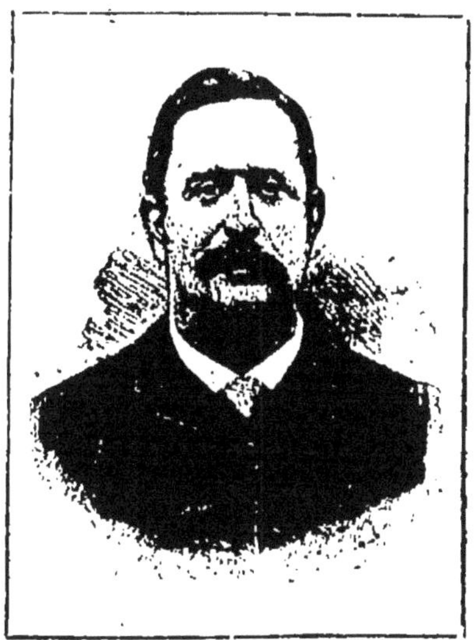

Né à Londres en 1851. — Reçu membre du Collège des chirurgiens de Londres en 1874 et docteur de la Faculté de Paris en 1878. Agrégé de la « Royal medico chirurgical Society », membre de la Société de pathologie de Londres et de la Société clinique de Paris. Le docteur Jennings est connu surtout par ses travaux sur la morphinomanie dans lesquels il a vulgarisé l'emploi de la *Spartéine*. Il a été le premier à préconiser l'emploi rationnel du cycle en thérapeutique. Ses idées combattues par presque tout le monde, il y a huit ou dix ans, ont fini par être universellement acceptées.

Dr JORDANS (Henri-Léopold).

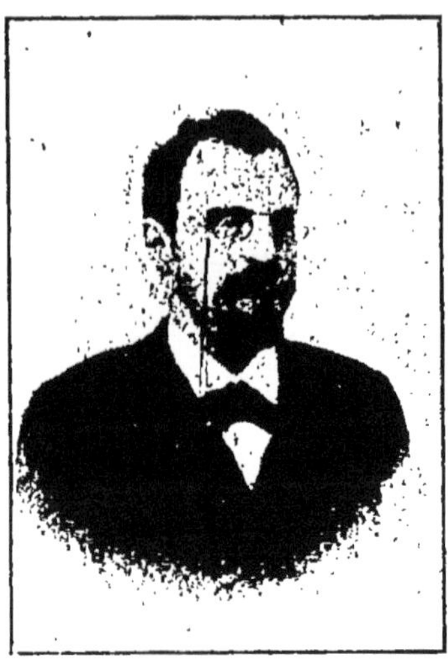

Julius.

Né à Paris en juillet 1860. — Élève de Dujardin-Beaumetz, Tillaux, Vigouroux. Reçu docteur en 1890 avec une thèse sur *l'Electrothérapie*. Se spécialisa par ses expériences sur l'Électricité. Attaché en 1891 au service d'Electrothérapie à l'hôpital Cochin. Auteur de travaux sur la *métallothérapie*. Découvrit en 1887 que certaines espèces de bois pouvaient remplacer les métaux pour ramener la sensibilité chez les personnes nerveuses. (Rapport lu par Dujardin-Beaumetz à l'Académie de Médecine) Pendant 3 ans, médecin adjoint du dispensaire pour les enfants malades du 1er arrondissement. A publié de nombreux articles dans le *Bulletin de thérapeutique*.

Dr KELLER (Théodore).

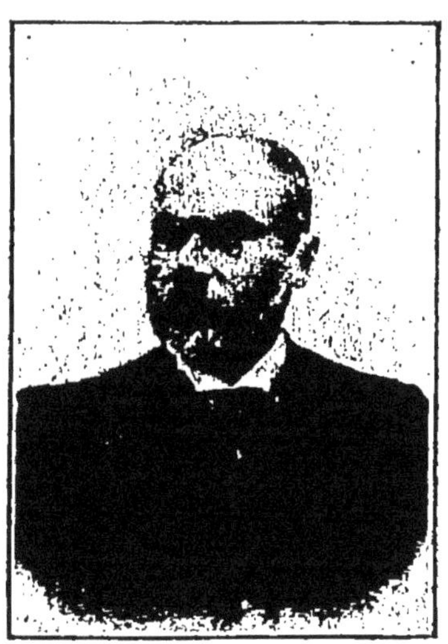

Né à Mulhouse en 1845. — Fit ses études à la Faculté de Strasbourg et y était aide d'anatomie quand la guerre éclata. Quitta l'Alsace après l'annexion et vint à Paris, où il passa sa thèse, qu'il avait préparée sous la direction de son maître, le professeur Koeberlé. Dans cette thèse qui fait date, il posa un des premiers la question de la *Possibilité et de l'utilité de l'intervention chirurgicale au moment de la rupture de la grossesse*, se basant sur les principes d'asepsie que pratiquait déjà alors l'éminent chirurgien de Strasbourg. Il se consacra ensuite à l'étude de l'hydrothérapie et au traitement des maladies nerveuses, et fonda, sur les conseils du docteur Fleury, dont il fut le médecin adjoint, son établissement réputé du faubourg Saint-Honoré, qu'il continue à diriger depuis. Auteur d'un mémoire sur la *Céphalée des adolescents*, d'un article sur les *Ecchymoses sous-cutanées d'origine névropathique* (archives générales de médecine), etc. Chevalier de la Légion d'honneur.

Dr KIRMISSON (Edouard).

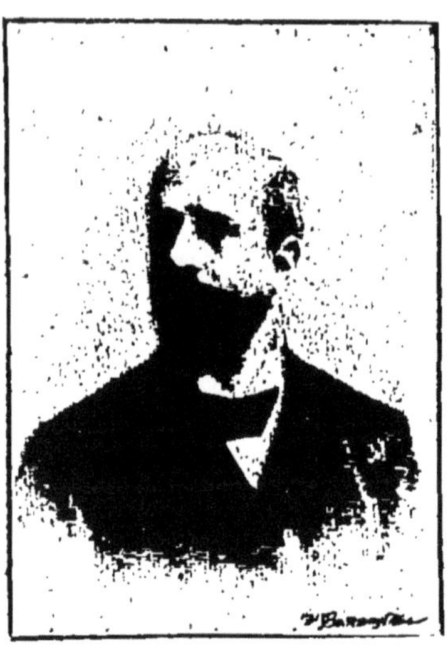

Pirou, rue Royale.

Né à Nantes le 18 juillet 1848. — Commença ses études médicales à l'Ecole de Médecine de cette ville où il fut interne et prosecteur. Venu à Paris pour y suivre la carrière des concours il a été successivement interne des hôpitaux et prosecteur à la Faculté. Nommé en 1881 chirurgien du Bureau Central et au concours de 1883 nommé premier à l'agrégation. Depuis 1889 nommé chirurgien de l'Hôpital des Enfants assistés, il s'est consacré plus particulièrement à la chirurgie infantile et à l'orthopédie. Auteur, avec Bouilly, Peyrot et Reclus, du Manuel de Pathologie externe. A rédigé le tome II de ces ouvrages relatif aux maladies de la tête et du rachis. Dans le recent traité de chirurgie de Duplay et Reclus, a publié les *Maladies du Rachis et les Maladies des membres* comprenant près d'un volume entier de ces ouvrages. A publié en outre un volume de leçons cliniques sur les maladies de l'*Appareil locomoteur*. Enfin, depuis 1850 a fondé la *Revue de l'Orthopédie* très connue en France et à l'étranger. Membre de la Société chirurgicale. Chevalier de la Légion d'honneur.

Dr LABADIE LAGRAVE.

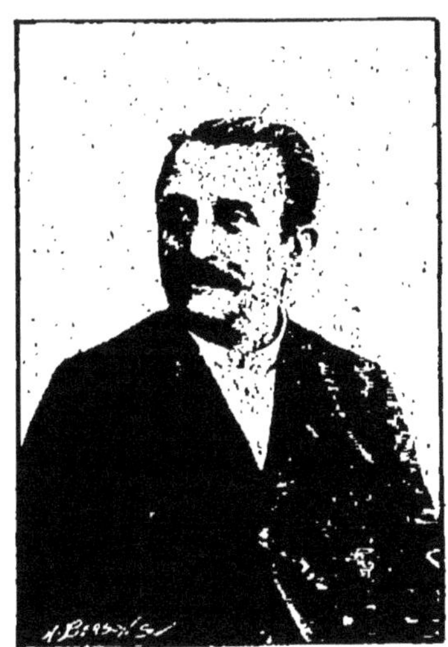

Ogereau.

Un de nos plus éminents praticiens. Né à Nérac le 16 août 1844. — Interne des Hôpitaux en 1868. Premier prix, médaille d'argent au Concours des Internes en 1869. Docteur en 1873. Lauréat du prix des Thèses; Lauréat de l'Académie de Médecine (prix Godard) en 1872. Chirurgien aide-major des ambulances volontaires (siège de Metz), chirurgien en chef des ambulances de Vendôme. Campagne de la Loire 1870-71. Membre : de la Société anatomique de Paris, de la Société d'anthropologie, de la Société clinique (secrétaire); de la Société médicale des Hôpitaux ; membre correspondant des Académies de Médecine de Bruxelles et de Rio de Janeiro ; de la Société neurologique de New-York. Ancien rédacteur de la *Médecine Moderne*, de la *France Médicale*, de la *Gazette hebdomadaire*, de la *Revue des sciences médicales*, de la *Semaine gynécologique*, collaborateur de la *Revue Internationale de Thérapeutique*. Parmi ses travaux très importants citons : Etude sur la *Dysménorrhée membraneuse*, couronnée par l'Académie de Médecine. *Complications cardiaques du croup et de la Diphterie* (Thèse de Doctorat récompensée par la Faculté de Médecine). Des traités sur les maladies des *Reins*, du *Foie*, du *Sang*. Et enfin, un Traité de *Gynécologie médicale*, sous presse.

Dr LANCEREAUX (Etienne).

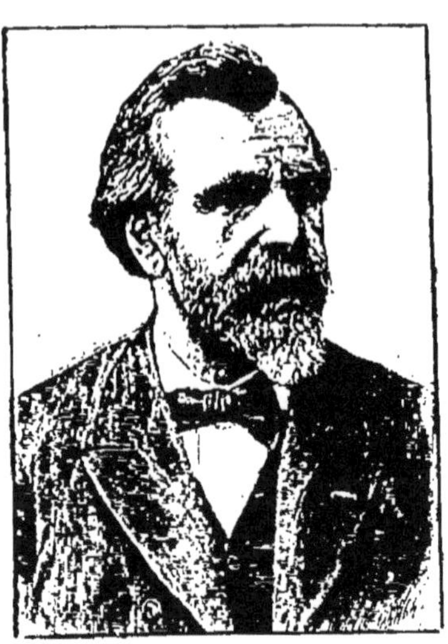

E. Pirou.

Né le 27 novembre 1829 à Brécy-Brières (Ardennes). — Reçu docteur en 1862, agrégé en 1872 avec une thèse sur *La Maladie Expérimentale comparée à la Maladie Spontanée*. En qualité de médecin des hôpitaux, il a été attaché à Lourcine, à St-Antoine, à la Pitié, à l'Hôtel-Dieu. Elu en 1877 membre de l'Académie de Médecine. Médecin honoraire de l'Hôtel-Dieu. Membre du Comité Consultatif d'hygiène publique. Parmi ses innombrables travaux, nous citerons : *Des affections nerveuses syphilitiques* (en collaboration). *De la Thrombose et de l'anémie cérébrale*. *Les Hémorrhagies meningées*. *Divers points d'anatomie pathologique*. *Atlas d'anatomie pathologique*. *Traité d'anatomie pathologique*. *Traité historique et pratique de la syphilis*. *La Polyurie*. De *l'alcoolisme et de ses conséquences au point de vue de l'état physique, intellectuel et moral des populations*. Traite de *l'Herpétisme*, etc. Collaborateur des Dictionnaires et Revues Scientifiques. Chevalier de la Légion d'honneur.

Dr de LANGENHAGEN (René).

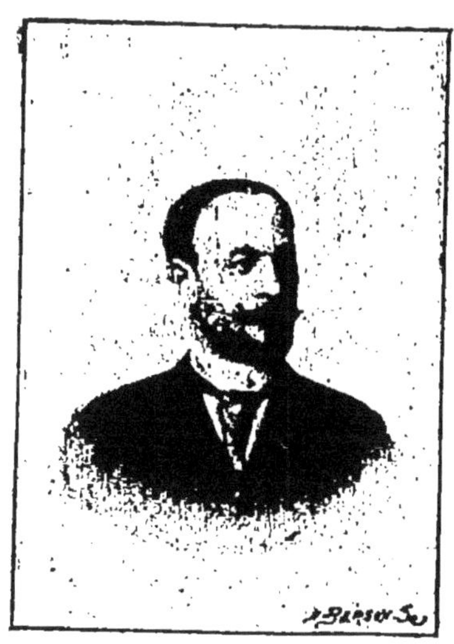

Benque.

Né à Niederbronn (Alsace) le 17 octobre 1856. — Après de brillantes études aux lycées de Versailles et Condorcet fait ses études médicales à Paris. Lauréat des hôpitaux en 1880. Elève et interne de Péan, Terrier, Jaccoud, Constantin Paul, Dumontpallier, Besnier. Après deux ans d'internat à l'hôpital St-Louis, passe sa thèse de doctorat en 1884 avec ce sujet : « *Contribution à l'Etude clinique des tumeurs du scapulum.* » La Faculté de Médecine couronna cette thèse. Le Dr de Langenhagen s'occupe avec distinction des maladies cutanées et syphilitiques, des maladies vénériennes et des voies urinaires. Membre de la *Société Anatomique*, de la *Société de Dermatologie* et de Syphiliographie. Officier d'Académie.

Dr LARRIVE (Léon).

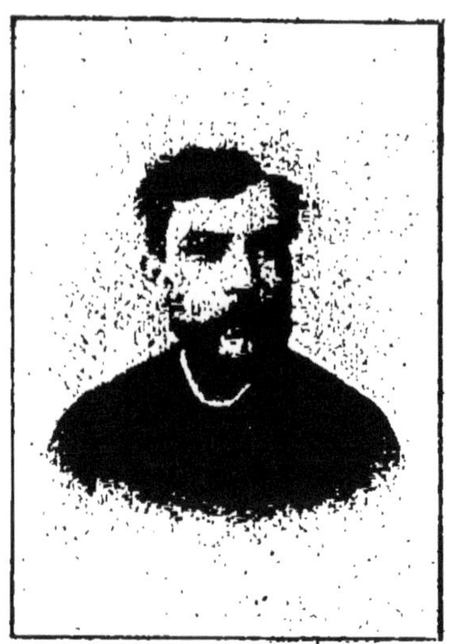

Tourtin.

Né à Bussy-en-Othe (Yonne) le 28 juin 1858. — Docteur en médecine en janvier 1883. Ancien secrétaire du Dr Péan. Nombreuses publications littéraires et scientifiques. Rédacteur médical à la *Revue des Colonies*. Officier de l'Instruction publique, Chevalier de St-Grégoire le Grand, etc. Malgré des relations politiques considérables, se consacre exclusivement à l'exercice de la chirurgie. Chirurgien-adjoint à la polyclynique de l'Hôpital international.

Dr LE BLOND (Albert).

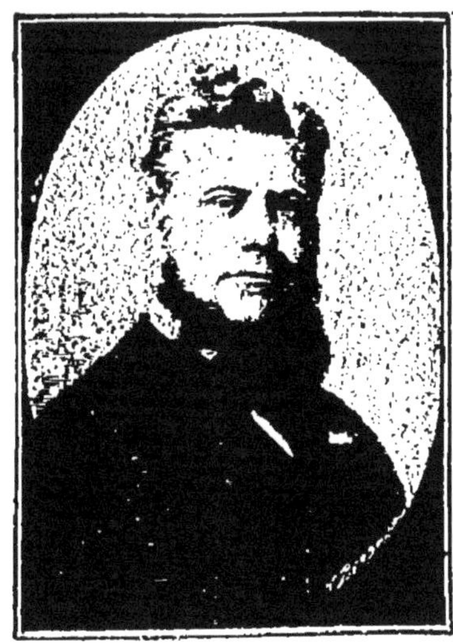

Pierre Petit

Né à Rouen le 17 février 1843. — Commença ses études dans cette ville et les continua à Paris, où il fut reçu interne des hôpitaux en 1869. Élève de Hardy, de Tillaux, de Trélat, de Gallard. Médecin de Saint-Lazare, il s'est adonné particulièrement à l'étude de la gynécologie et a publié sur la question de nombreux travaux. Membre d'un grand nombre de Sociétés savantes françaises et étrangères. Président du Syndicat des médecins de la Seine, Vice-président de l'Union des Syndicats médicaux de France. Chevalier de la Légion d'honneur, Officier de l'Instruction publique.

Dr LEBLOND (Ernest).

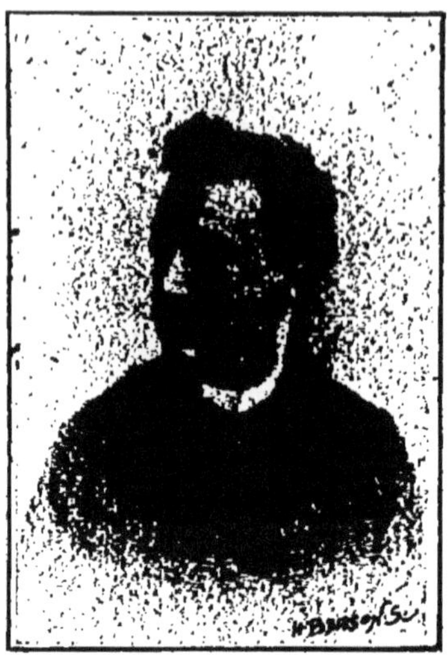

Robert.

Né à Besançon le 14 novembre 1858.—Interne des hôpitaux de cette ville en 1879. Externe des hôpitaux de Paris en 1880. Reçu docteur en médecine en 1885. Sa thèse : *Etude physiologique et thérapeutique de la caféine* lui fit décerner une médaille d'argent par la Faculté de Médecine. La Société de Biologie lui décernait pour le même ouvrage son prix annuel. S'est occupé particulièrement des maladies des femmes et du massage gynécologique, dont il a su montrer toute la valeur thérapeutique. Donne trois fois par semaine des consultations de maladies de femmes à la Polyclinique de l'Hôpital International. Membre de plusieurs Sociétés savantes de Paris et de l'étranger. Officier de l'Instruction ublique.

Dr LEGRAND.

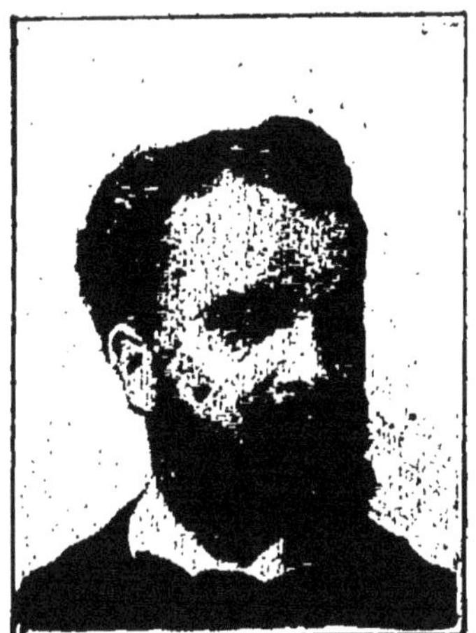

Né à Montauban (Tarn-et-Garonne) le 16 août 1854. — Après de fortes études thérapeutiques, se fait recevoir docteur en médecine en 1886. S'est adonné exclusivement au traitement médical des maladies utérines. Continuateur de la méthode du docteur Lafargue par les pansements continus faits par la malade elle-même. Les consultations en son cabinet de la rue Cadet sont fort suivies.

Dr LEGUEU (Félix).

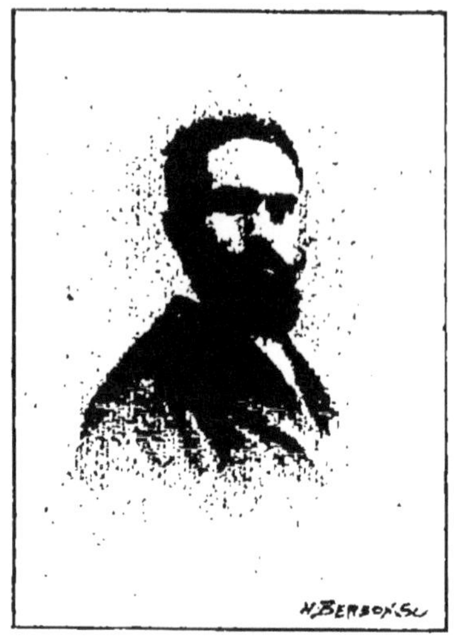

Otto.

Né à Angers le 12 août 1863. — Docteur en médecine en 1891. Interne des hôpitaux en 1886, obtint en 1890 la médaille d'or au concours de chirurgie. Successivement aide d'anatomie, puis prosecteur à la Faculté de Médecine, devint en 1892 chef de clinique du professeur Guyon. Lauréat de l'Académie de Médecine et de la Faculté, membre de plusieurs Sociétés savantes. A publié de nombreux mémoires d'anatomie et de chirurgie. Les plus importants de ses travaux concernent les maladies des voies urinaires et plus spécialement la chirurgie des reins : *Chirurgie des reins et de l'urèrc. Des calculs du rein. Des névralgies rénales. L'anatomie du bassinet et l'exploration du rein*. Depuis 1895, chirurgien des hôpitaux; dirige la consultation chirurgicale de l'hôpital Saint-Louis.

Dr LE ROY (Lucien).

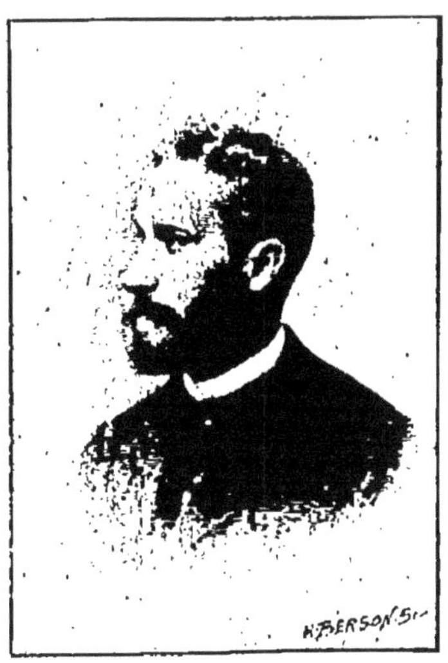

P..o.. rue Royale.

Né à Châlons-sur-Marne le 18 décembre 1859. — Elève de l'Ecole de Médecine de Reims en 1878. Externe, puis interne des hôpitaux de Reims. Externe des hôpitaux de Paris en 1881 et interne de 1883 à 1887. Aide-suppléant d'anatomie à la Faculté en 1884. Aide préparateur d'histologie à la Faculté de Paris de 1885 à 1888. Docteur de la Faculté de Paris en 1887 avec une thèse sur *La fracture marginale ou verticale de la malléole externe*. Thèse récompensée par la Faculté. Nommé au concours médecin du Bureau de bienfaisance de 1888 à 1889. Exerce depuis honorablement à Paris.

Dr LEVI (D. M).

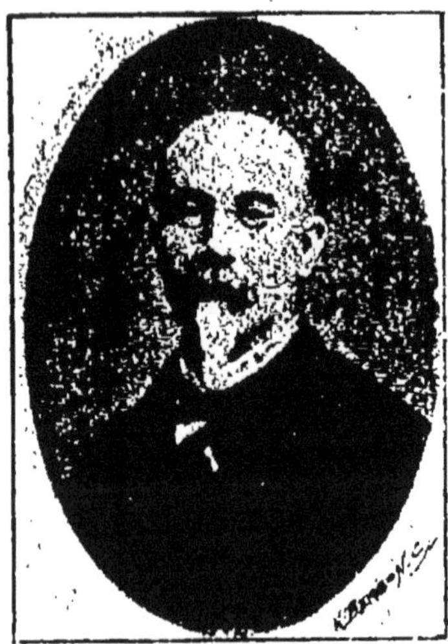

Phot. Française.

Né à Hochfelden (Bas-Rhin) le 20 octobre 1834. — Docteur en médecine du 7 janvier 1858. Ancien médecin des hôpitaux militaires. S'est occupé spécialement de l'étude des maladies des Oreilles et du Nez, étude dans laquelle il a acquis une incontestable notoriété. A publié, à côté de quelques travaux de médecine et de chirurgie générale, plusieurs mémoires et traités spéciaux, notamment : Un *Traité de diagnostic des maladies de l'oreille* (1872), un *Manuel pratique des maladies de l'oreille* (1885), etc., etc.

Chevalier de la Légion d'honneur et de Saint-Grégoire-le-Grand.

Dr LOCHARD.

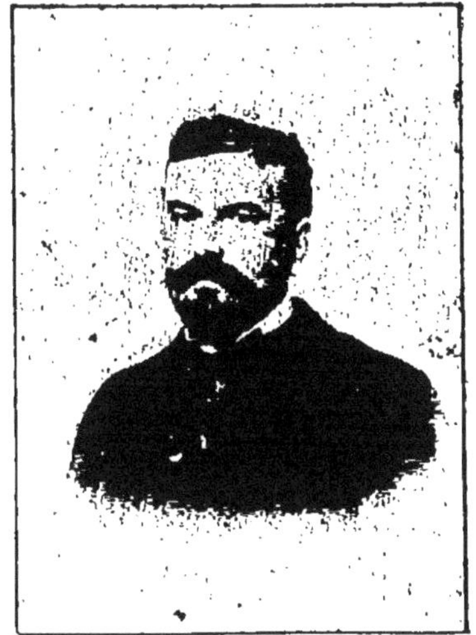

Directeur de la maison de santé médico-chirurgicale de la rue de la Faisanderie.

Dr LUCAS-CHAMPIONNIÈRE (Just.).

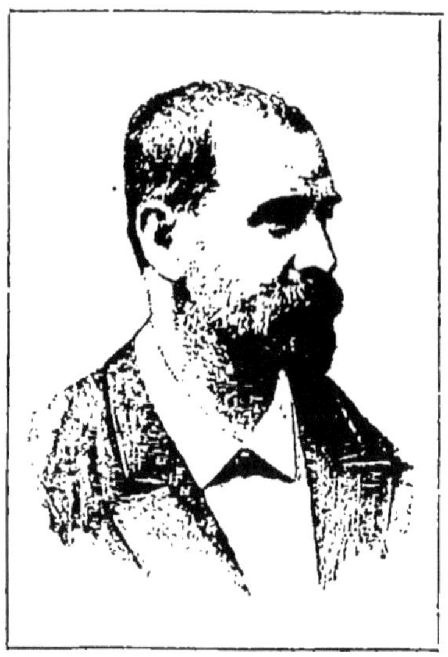

Paris-qui-Passe.

Né à Saint-Léonard (Oise) le 15 août 1843. — Un de nos plus grands chirurgiens. Docteur en 1870, il fit la campagne dans une ambulance de la Société de Secours aux blessés. Chirurgien des hôpitaux de Paris en 1874, il fut successivement de la Maternité, de Cochin, de l'hôpital Tenon, de Beaujon, où il est actuellement. A trouvé le procédé pour faire disparaître la fièvre puerpérale chez les accouchées et a démontré la valeur de la chirurgie antiseptique par des statistiques d'opérations qui passaient pour les plus téméraires. Président de la Société de chirurgie, membre de l'Académie de Médecine, membre d'un très grand nombre de sociétés étrangères. Sa réputation est universelle. Ses travaux sont classiques, surtout ceux qu'il a consacrés à la trépanation du crâne et à la cure radicale des hernies. L'un des présidents de la section chirurgicale au dernier Congrès international de Rome. Ses ouvrages sont très nombreux. Citons : *Lymphatiques utérins et lymphangite utérine. Chirurgie antiseptique. Traitement des fractures par le massage*, etc., etc. Officier de la Légion d'honneur.

Dr MAËSTRATI.

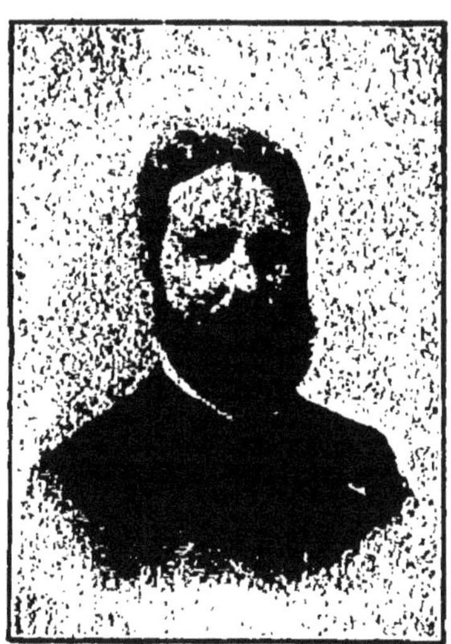

Pirou, boulv. St-Germain.

Né en Corse le 13 janvier 1853.

Reçu docteur en médecine en 1884.

Conseiller général de la Corse. Très apprécié et très aimé.

Officier d'Académie.

Dr MAGITOT (Louis-Félix-Emile).

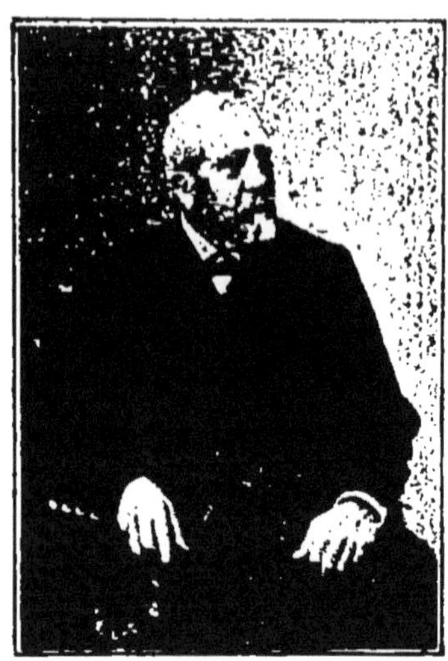

Pierre Petit.

Né le 14 décembre 1833 à Paris. — Elève de Claude-Bernard, Ch. Robin, Verneuil, Broca. Docteur en 1857 avec une thèse sur *Le développement et la structure des dents humaines*. Ses premiers travaux, de 1859 à 1873, l'ont conduit à adopter la théorie de la genèse directe de la génération d'emblée des éléments anatomiques. A publié avec Ch. Robin et Legros plusieurs mémoires sur le mode et l'ordre d'apparition des follicules dentaires, le développement des mâchoires, etc. Il est l'auteur d'un ouvrage très important: *Traité des anomalies du système dentaire chez l'homme et les mammifères*. Il s'est occupé aussi d'anthropologie. Enfin, dans ces quinze dernières années, il a entrepris une campagne d'hygiène industrielle dans le but d'assainir les fabriques d'allumettes au phosphore blanc. Membre de l'Académie de Médecine (associé libre) depuis 1888.

Dr MARÉCHAL (Philippe).

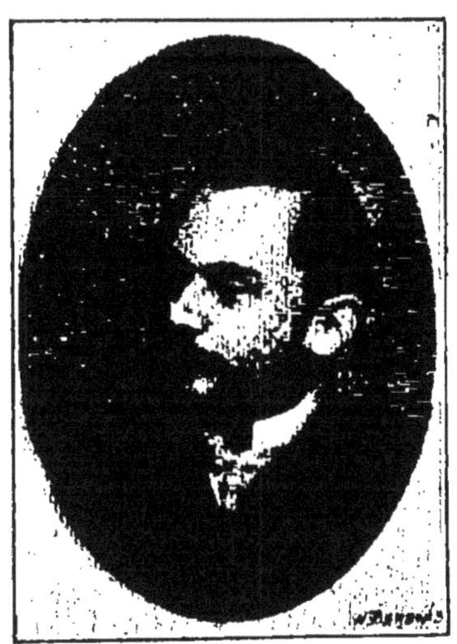

Né à Angirey (Haute-Saône) le 21 avril 1859.—Externe lauréat des hôpitaux de Paris de 1880 à 1885. Lauréat de la Faculté de Médecine (1885) pour sa thèse sur *Les Troubles nerveux dans l'intoxication mercurielle lente*. Ancien prix d'honneur de rhétorique des lycées de Paris, a conservé le culte des belles-lettres et occupe un des premiers rangs parmi nos médecins écrivains et publicistes. Chroniqueur scientifique de l'*Echo de Paris* (1886 à 1889), du *Voltaire*, du *Moniteur de la Mode*. A publié, en outre: *Leçons sur les maladies vénériennes*, *Le jeûne et les jeûneurs*, en collaboration avec le docteur Monin, *De la destruction radicale des poils par l'électrolyse*, *Premiers secours en cas d'accidents*, etc.

S'occupe spécialement d'électricité médicale.

Dr MARTIGNY (Florent).

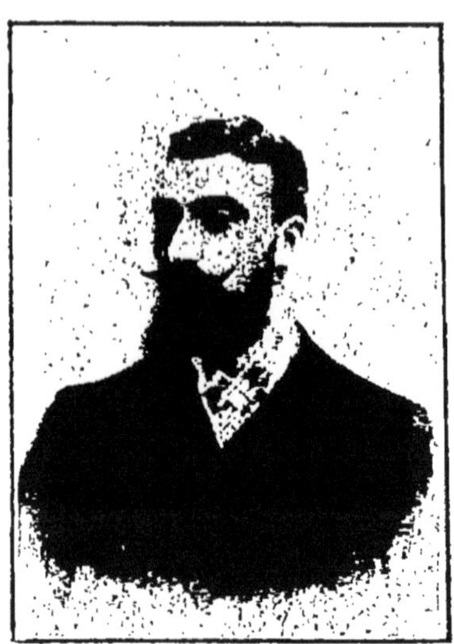

Né à Marcy (Aisne) le 13 août 1863. — Docteur de la Faculté de Paris. Passa sa thèse en 1891 sur ce sujet : *Molluscum du col utérin.*

Ancien aide de clinique ophtalmologique des Quinze-Vingts.

Médecin adjoint à l'Etablissement hydrothérapique du docteur Keller.

Dr MÊNE (Edme-Edouard).

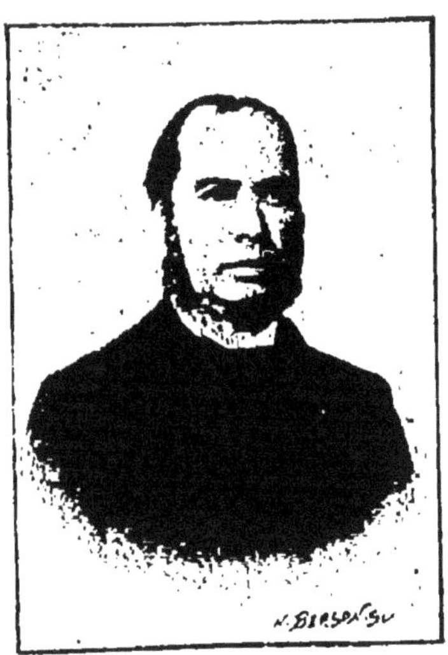

Philippon.

Né à Paris-Vaugirard. — Médecin de la maison de santé des frères Saint-Jean-de-Dieu, de la rue Oudinot, depuis 1872. Membre honoraire du Conseil d'administration de la Société d'Acclimatation. Ancien président de la Société des Etudes Japonaises-Chinoises et Indo-Chinoises en 1886. A publié sur les *Productions végétales du Japon* des travaux qui lui ont valu, en 1882 et en 1886, les deux grandes médailles d'or de la Société d'Acclimatation et en 1894 la Croix de Commandeur de l'Ordre du Trésor Sacré du Japon. Officier de la Légion d'honneur et de l'Instruction publique.

Dr MÉNIÈRE (Emile).

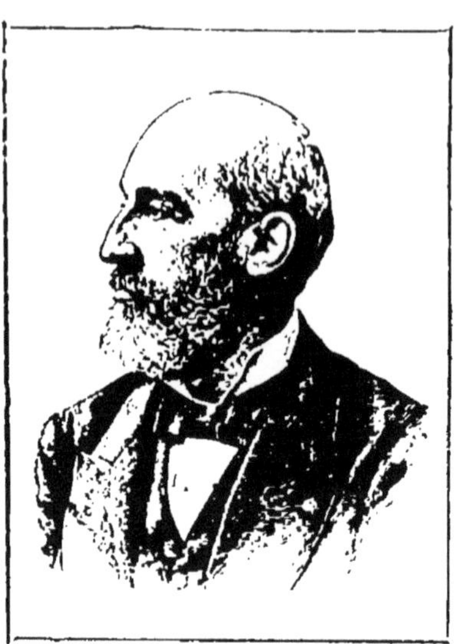

Paris-qui-Passe.

Né à Paris le 27 novembre 1839. — Petit-fils, par sa mère, de Becquerel, le grand physicien, fils du savant Prosper Ménière, médecin en chef des Sourds-Muets, célèbre par ses travaux sur le vertige labyrinthique (maladie de Ménière) et par sa situation de médecin de la duchesse de Berry en 1833, qui lui permit de publier des volumes d'un intérêt considérable. Émile Ménière, auquel il a laissé cet héritage de travail et d'honorabilité, passe en 1868 sa thèse sur les *Affections de l'oreille*. Engagé dans les ambulances en 1870. Décoré de la Légion d'honneur pour les services qu'il rendit. Médecin auriste de la Compagnie P.-L.-M., du dispensaire Furtado-Heine, de la Compagnie de l'Ouest des maisons d'éducation de la Légion d'honneur, fondateur du dispensaire otologique. Deux fois délégué par le Ministère de l'Instruction publique à des Congrès otologiques. Médecin-adjoint des Sourds-Muets de Paris. Président de la Société d'otologie de Paris. A publié des travaux et des observations dont la liste serait considérable à reproduire. Vient de publier un *Manuel d'otologie clinique* qui est le résultat de plus de 27 ans de pratique. Officier de la Légion d'honneur.

Dr MERGIER (Emile-Guillaume).

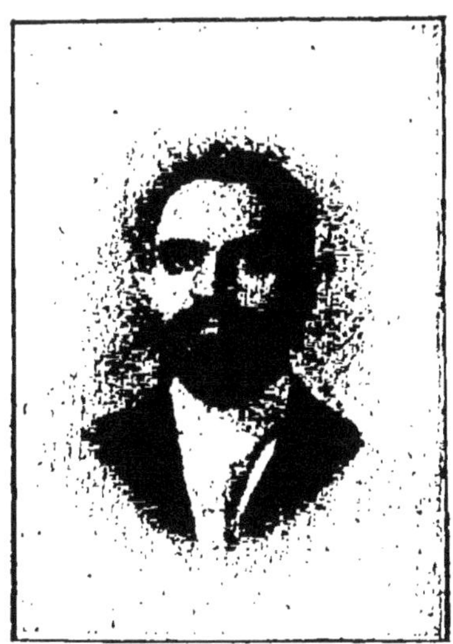

Né à Mauzens-Miremont (Dordogne) de parents de fortune modeste, descendant d'une vieille famille du Périgord, originaire de Bergerac. — Vint à Paris en 1882 étudier la Médecine. Passionné pour les sciences physiques, il s'attacha au professeur Gariel qui le fit nommer en 1883 Préparateur des Travaux pratiques de Physique à la Faculté de Médecine. S'est adonné depuis à l'enseignement de la Physique médicale. Ses travaux eurent d'abord trait à l'Optique, puis à l'Electricité médicale. Fit une thèse de recherches sur la *Résistance électrique du corps humain*. Elève de Dumontpallier, G. Sée Charcot. Depuis 1893 le Dr Pozzi l'a attaché à son service de Gynécologie à l'hôpital Broca et l'a chargé de la direction du service d'Electricité gynécologique. En dehors des publications dans les Revues et de quelques monographies, deux principaux ouvrages méritent une mention spéciale. Ce sont : *Traité pratique de manipulations de physique médicale* (A. Coccoz, édit.) et *Technique instrumentale des sciences médicales*. (Doin, édit.)

Dr MEURIOT (André).

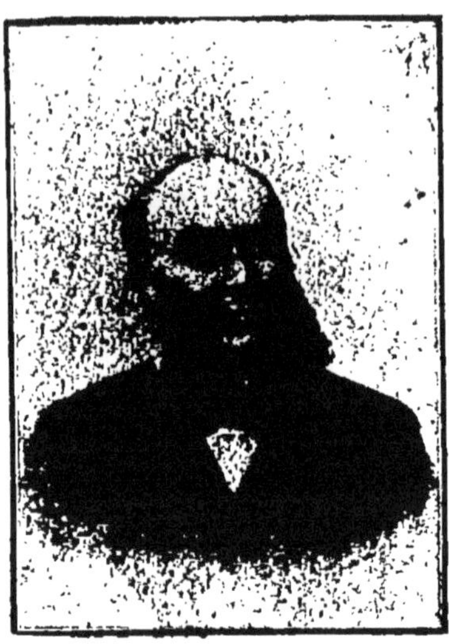

Pirou, rue Royale.

Ex-interne des hôpitaux de Paris. — Lauréat de la Faculté de Médecine (1868). Médecin directeur depuis le 1er juillet 1872 de la Maison de santé fondée par le docteur Blanche et consacrée au traitement des maladies mentales et nerveuses. Membre de la Société Médico-Psychologique de Paris. Officier d'Académie. Chevalier de la Légion d'honneur.

Dr MEYER (Edouard).

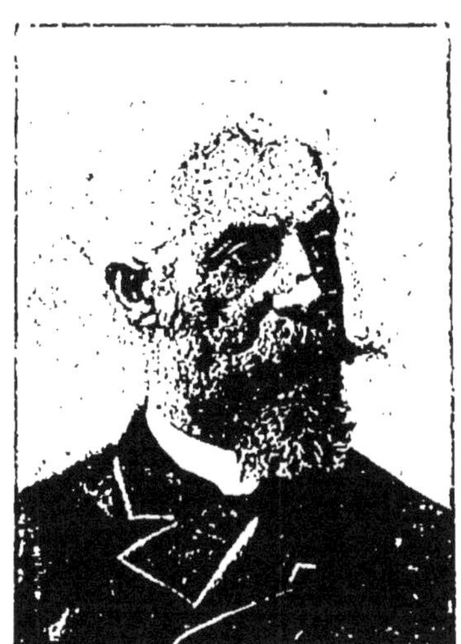

Né en 1838 à Dessau (Duché d'Anhalt). — Docteur en médecine de la Faculté de Paris en 1863. S'est consacré à la spécialité des maladies des yeux. Un des représentants les plus connus de l'Ophthalmologie moderne. A contribué pour une part très large à répandre ces connaissances en France par ses cours professés à l'Ecole pratique de la Faculté de Paris, à sa clinique, et par ses écrits. Citons parmi ses ouvrages : *Le strabisme et son opération. Leçon sur la réfraction de l'œil. Traité des opérations qui se pratiquent sur l'œil. Traité pratique des maladies des yeux*, qui a été traduit dans toutes les langues européennes et en japonais. Depuis 1883 le Dr Meyer dirige, avec le professeur Dor, de Lyon, la *Revue générale d'ophtalmologie* Chevalier de la Légion d'honneur depuis 1865.

Dr MONIN (Ernest).

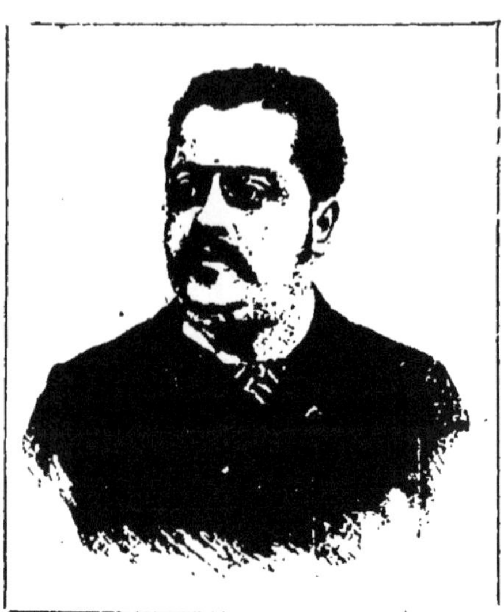

Né à Besançon le 13 septembre 1856. — Docteur de la Faculté de Paris en 1877 (fait exceptionnel à 21 ans), avec une thèse sur la *Pathogénie des oreillons*. Secrétaire général de la Société française d'hygiène. Président et rapporteur des jurys d'hygiène et de médecine aux diverses expositions. Il est surtout connu par ses travaux pratiques concernant les maladies de l'Estomac, de la Peau et de la nutrition en général. Ecrivain médical très apprécié, il est auteur d'une vingtaine de volumes qui ont eu de nombreuses éditions et ont été traduits dans toutes les langues. Citons surtout : *L'Hygiène de la Beauté*, *l'Hygiène de l'Estomac*, *l'Hygiène des Riches*, *le Diabète*, *les Troubles digestifs*, *les maladies de la Peau*, *l'Hygiène du Travail*, *la Santé de la femme*, *la Santé par l'Exercice*, *Misères nerveuses*, etc., etc. Sans parler de nombreuses études sur les Eaux minérales françaises et étrangères, etc. Chevalier de la Légion d'honneur, officier de l'Instruction publique.

Dr MOULY.

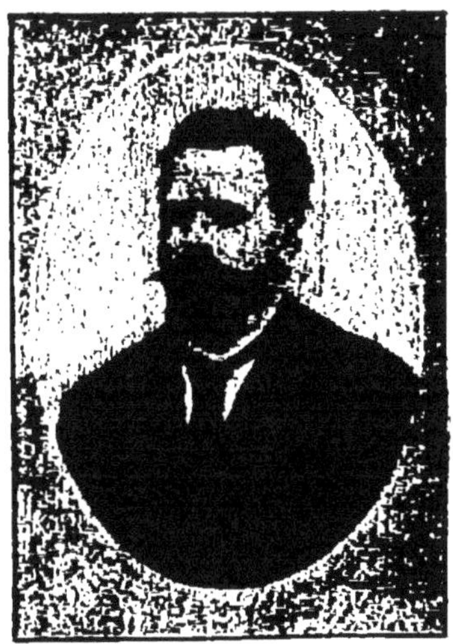

Hubaut.

Le fils de ses œuvres. Dans sa thèse soutenue devant la Faculté de Paris en 1881, avait pris pour devise : « *Labor improbus omnia vincit.* » Jamais devise ne fut plus vraie pour personne. Élève, il parvint par les seules ressources de son travail à passer de brillants examens. Docteur, il découvre des moyens nouveaux d'améliorer et de guérir des maladies chroniques ou anciennes qui jusque là avaient fait le désespoir des médecins et des malades. Heureux ceux qui, atteints d'une maladie chronique, trouvent sur leur chemin quelqu'un qui, habitué à remonter des effets aux causes, parvient à découvrir celles-ci et à les neutraliser en attendant de les détruire.

Dr MOUTARD-MARTIN (Robert-André).

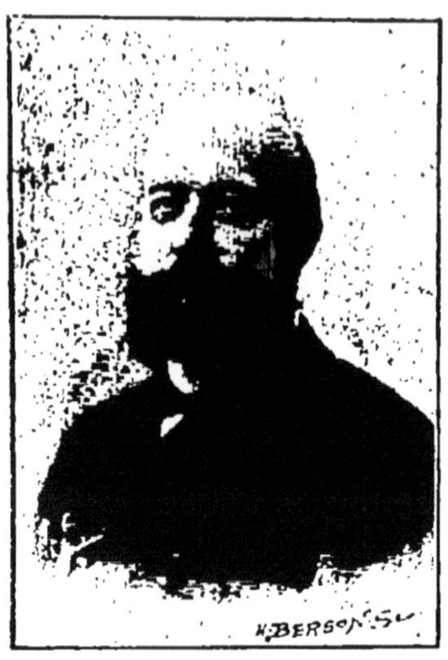

Pirou, boulv. St-Germain.

Né à Paris le 9 décembre 1850.— Suit la carrière médicale dans laquelle l'avaient précédé trois docteurs Moutard-Martin : son bisaïeul (1775), son aïeul (1806), son oncle, médecin de l'Hôtel-Dieu et son grand-oncle, G.-L. Bayle, médecin de la Charité.

Interne des hôpitaux en 1874. Docteur en 1878 ; médecin des hôpitaux, au concours, en 1880 ; successivement médecin des hôpitaux de Tenon, St-Antoine, Pitié et enfin Charité, il s'est occupé d'une façon toute particulière des maladies des voies respiratoires et spécialement de la pleurésie (Etude sur les *Pleurésies hémorrhagiques*). Chevalier de la Légion d'honneur en 1894.

MUGNIER.

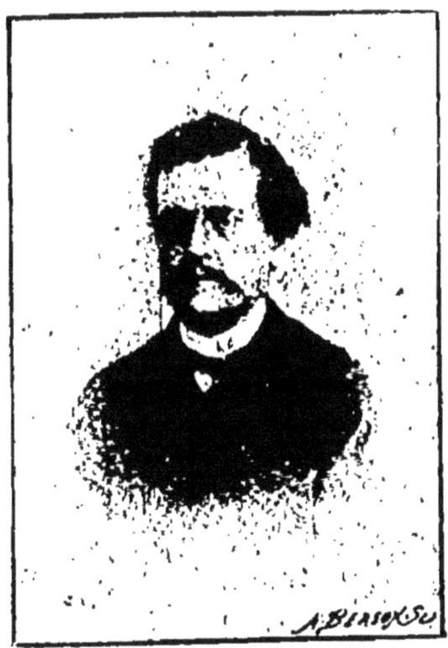

Walery.

Né à Neuilly-sur-Seine le 10 février 1852. — Est pharmacien de décembre 1877. Docteur en médecine de mai 1883. Membre de la Société médicale du 17e arrondissement. Médecin inspecteur des Enfants du premier âge. Lauréat des hôpitaux de Paris (1876). Officier d'Académie, Chevalier de l'Ordre royal du Cambodge, etc.

Dr ŒTTINGER (William).

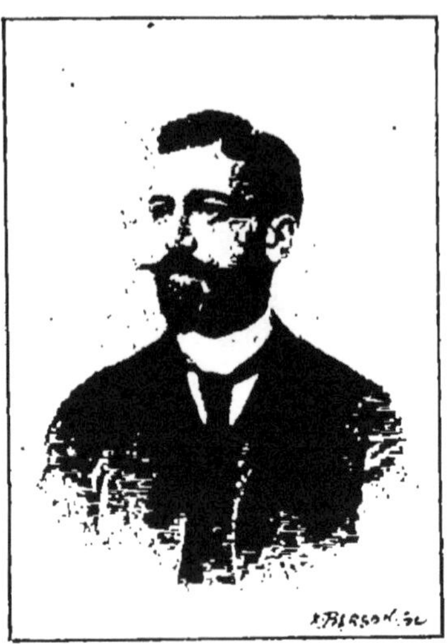

Pénabert.

Né à Genève en 1856. — Reçu interne des hôpitaux en 1880, docteur en 1886, chef de clinique adjoint de la Faculté de Médecine en 1886. A été nommé médecin des hôpitaux en 1891, et est actuellement médecin de la maison municipale de Santé. S'est fait connaître par sa thèse de doctorat, très appréciée, sur les *Paralysies alcooliques* et par un grand nombre de mémoires originaux sur divers sujets de médecine et particulièrement sur le *Traitement de la variole par les rayons rouges.* Vient de publier récemment un petit livre sur la *Thérapeutique du rhumatisme et de la goutte.*

Dr OULMONT (Paul).

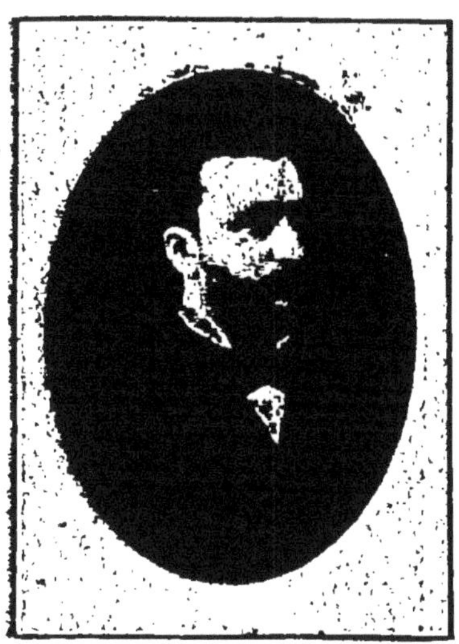

Nadar.

Interne des hôpitaux de París en 1873. — Lauréat des hôpitaux (Méd. d'argent), 1877. Docteur en médecine, 1878. Lauréat de la Faculté de Médecine. Chef de clinique de la Faculté de Médecine en 1880. Médecin des hôpitaux en 1884, Médecin de l'asile de la Rochefoucauld, puis de l'hôpital Tenon, actuellement de l'hôpital Laënnec. Médecin de la Cie des Chemins de fer de l'Est, de la Cie Parisienne du gaz; chargé de la consultation des maladies de l'enfance au dispensaire Isaac Péreire, à Levallois-Perret. Auteur de nombreuses publications, en particulier sur la *Pathologie nerveuse*. Chevalier de la Légion d'honneur.

Dr PARENT.

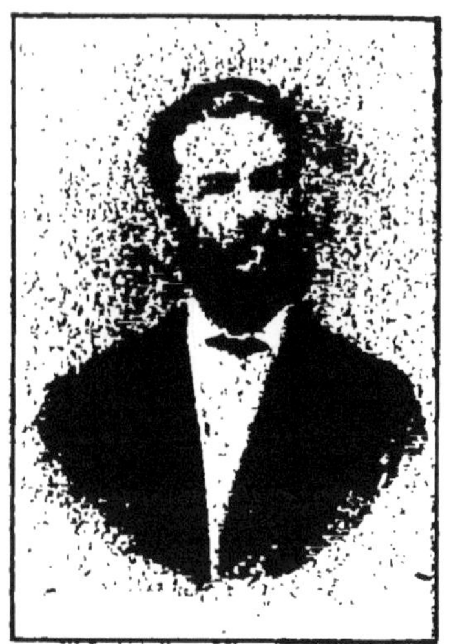

Né à Neuvireuil (Pas-de-Calais) en 1849. — Reçu docteur à Paris en 1874. Spécialiste très apprécié pour les maladies des yeux.

Dr PELTIER (Henry).

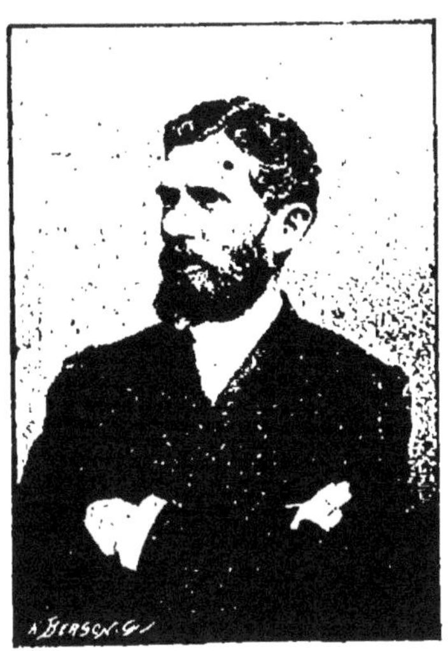

Né à Remiremont (Vosges). — Est pharmacien de première classe et docteur en médecine. A été nommé pharmacien en 1872. A été chimiste de l'Administration des Douanes et a donné sa démission en 1887.

Dr PÉRIER (E).

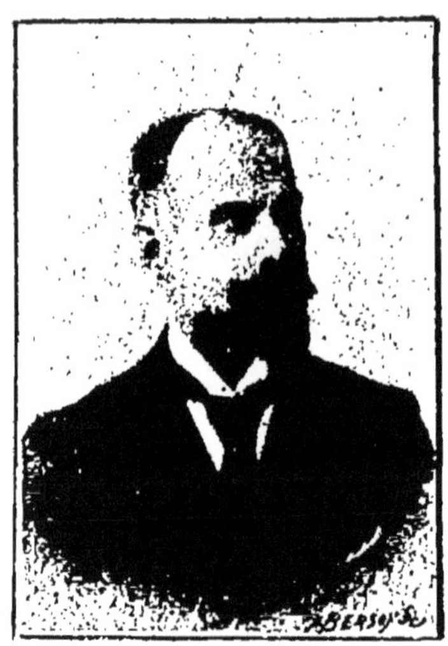

F. Mulnier.

Né en 1854 dans le département du Gard. — S'est acquis sous les auspices de son maître, J. Simon, une grande situation comme médecin d'enfants. Ses principaux ouvrages sont ; *La Première Enfance. La Seconde Enfance. L'adolescence. L'art de soigner les enfants malades. Consultations sur les maladies des Enfants. Stations médicales dans les maladies des enfants, etc.* Membre des principales Sociétés savantes de Paris : Sociétés française d'hygiène ; médico-chirurgicale ; médico-pratique, etc.

Mme PERRÉE (Rosa).

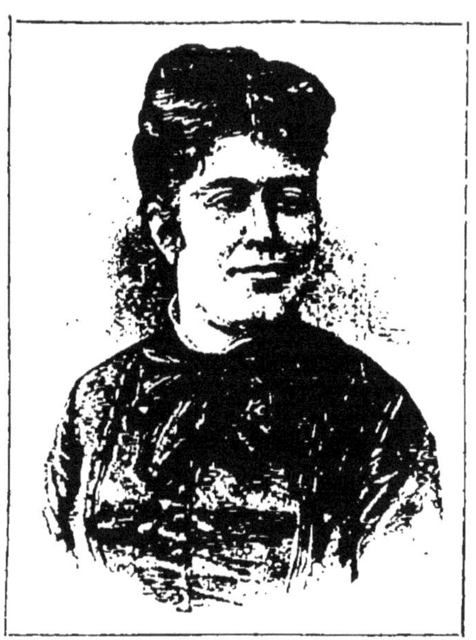

Née dans les environs de Compiègne. — Épousa très jeune encore un artiste bien connu des grands théâtres de Paris, M. Raymond, et se voua, entraînée par une irrésistible vocation, à l'étude de la médecine. Soutint une brillante thèse de doctorat sur *Les épanchements chyliformes des cavités séreuses*, et fut reçue docteur en médecine de la Faculté de Paris. Dirige, rue Notre-Dame-de-Nazareth, une clinique réputée. Médecin en titre de plusieurs couvents et de maisons d'éducation.

Dr PIECHAUD (Adolphe).

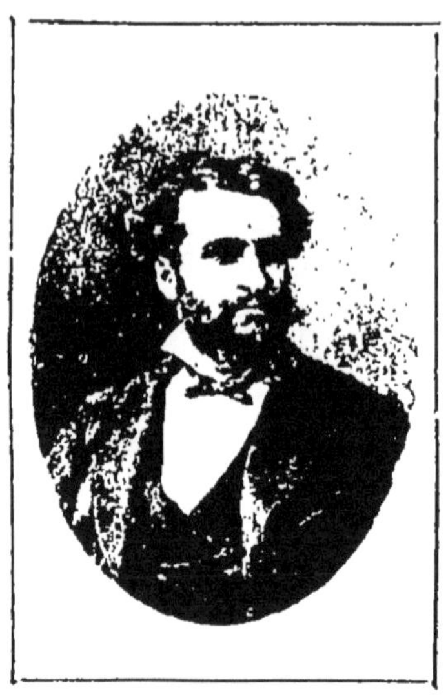

Médecin ophtalmologiste à Paris ; médecin du Sénat ; inspecteur des Ecoles de la Ville de Paris. En 1870-71, fit, en qualité d'aide-major au 13e corps d'armée, toute la campagne de Paris. Soutint en 1872 sa thèse inaugurale : *Essai sur les phénomènes morbides de la pression intra-oculaire*, à laquelle la Faculté décerna une première médaille. Obtint le prix de la Société médicale de Liège pour un mémoire chirurgical présenté au concours sans nom d'auteur : *Essai sur les cataractes traumatiques*. Fonda à cette même époque une clinique des maladies des yeux qu'il continue à diriger. Fondateur et rédacteur en chef du *Journal d'Ophtalmologie*. Collaborateur depuis 14 ans de la *Grande Encyclopédie*. Il fut pendant 4 ans rédacteur scientifique du *Parti national*. Médecin oculiste de la Société des auteurs et compositeurs, des Sociétés artistiques fondées par le baron Taylor. Médecin-major de la territoriale. Publia en 1888 un ouvrage scientifique : *Misères du siècle*, avec préface de Jules Simon. Chargé par le Ministère de l'Instruction publique d'une mission en Espagne et en Portugal pour étudier les maladies des yeux et les progrès de l'ophtalmologie dans ces deux pays.

Dr PIETKIEWIEZ (Valérien).

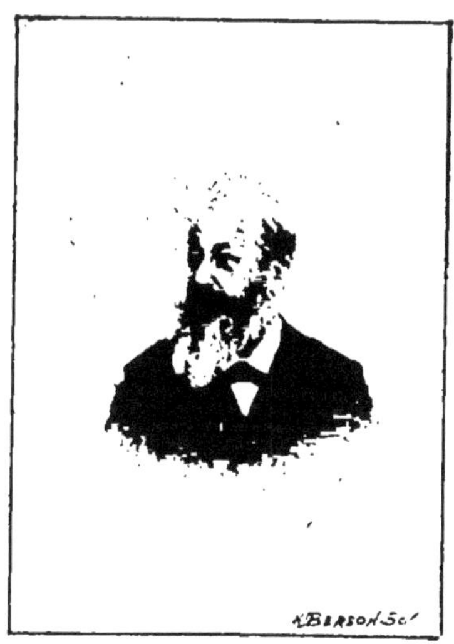

Dagron.

Né à Tours. — Aide d'anatomie et lauréat de l'École de Tours (Méd. 1865. — Mention 1866), Externe des hôpitaux de Paris (Méd. 1871). Aide-chirurgien à la 5e ambulance de la Société Française de Secours aux blessés et malades des armées de terre et de mer (1870). Croix de bronze (1871). Chirurgien aide-major au 2e bataillon de la 1re légion des mobilisés de la Haute-Savoie (1870-71). Élève de l'École pratique des Hautes études. Docteur de la Faculté de Paris (1876). Lauréat de la Faculté de Paris (Méd. de bronze 1876). Membre des Sociétés : d'Anthropologie, de Médecine publique et d'Hygiène professionnelle, Médicale de l'Élysée, membre fondateur et vice-président de la Société de Stomatologie. Président de la Société médicale des dentistes des hôpitaux de Paris Dentiste de l'Hôtel-Dieu, du Lycée Saint-Louis, de l'Hospice des Quinze-Vingts, de la Clinique nationale ophtalmologique, Examinateur désigné pour les examens cliniques des candidats au diplôme de chirurgien dentiste. A publié de très nombreux travaux et collabore à la plupart des publications médicales.

POIRIER DE NARÇAY

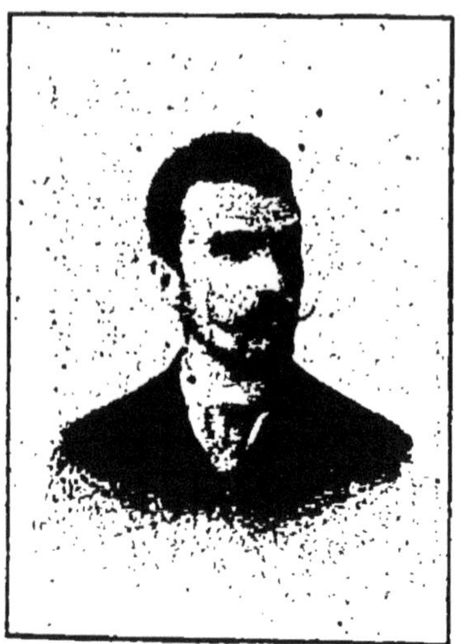

Toartin.

Né à Saint-Symphorien (Indre-et-Loire) le 27 mars 1859 — Docteur de la Faculté de Paris le 17 juillet 1886. Ecrivain distingué. Membre de la Société des Gens de lettres.

Dr POTHERAT.

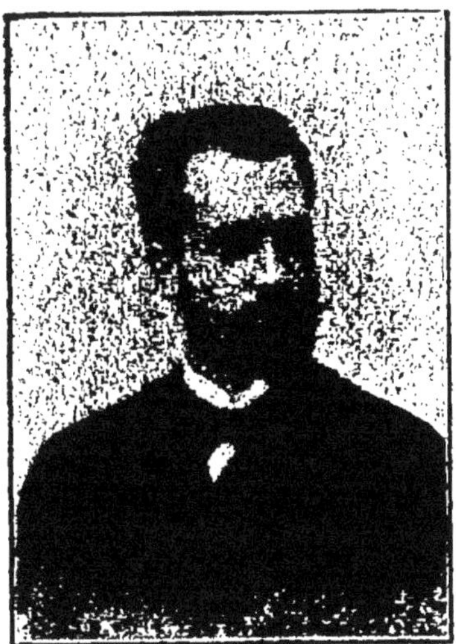

Reutlinger.

Dr POZZI (Samuel).

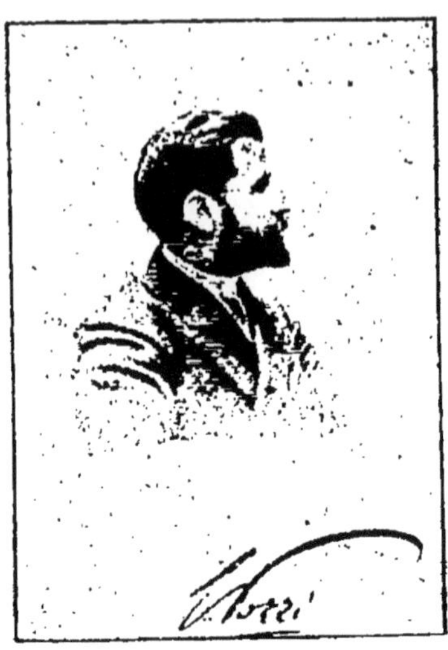

Otto.

Né à Bergerac le 3 octobre 1846. — Elève de Broca. S'est adonné particulièrement aux études d'anthropologie. Professeur agrégé à la Faculté en 1875. Chirurgien du Bureau central en 1877. Attaché à l'hôpital Broca en 1883, s'appliqua à l'étude de la gynécologie et publia sur la question des travaux considérables couronnés par un magnifique *Traité de Gynécologie clinique et opératoire* qui a été traduit en toutes les langues européennes. Fondateur du Congrès Français de Chirurgie. Membre de l'Academie de Médecine. Président, en 1888, de la Société d'Anthropologie. Membre des principales Sociétés savantes de France et de l'Etranger, il jouit dans le monde entier d'une grande réputation. Officier de la Légion d'honneur.

Dr PUTEL (Auguste Achille).

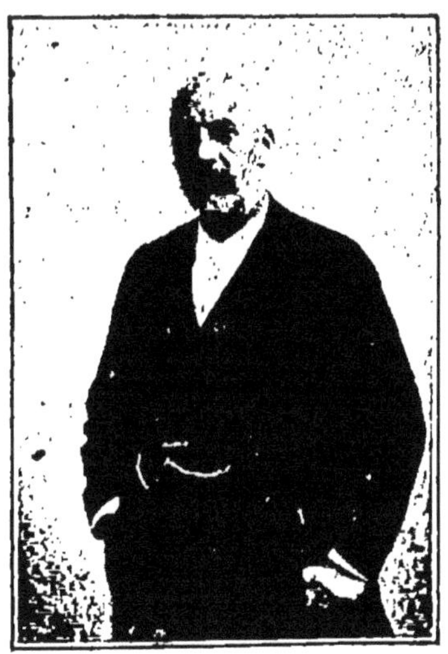

Barenne.

Né à Neuily-sur-Seine le 28 mai 1845. — Passe une brillante thèse de doctorat en décembre 1873 sur : *le Salycilate de soude*. Médecin inspecteur des Ecoles du canton de Neuilly.

Dr RECLUS (Paul).

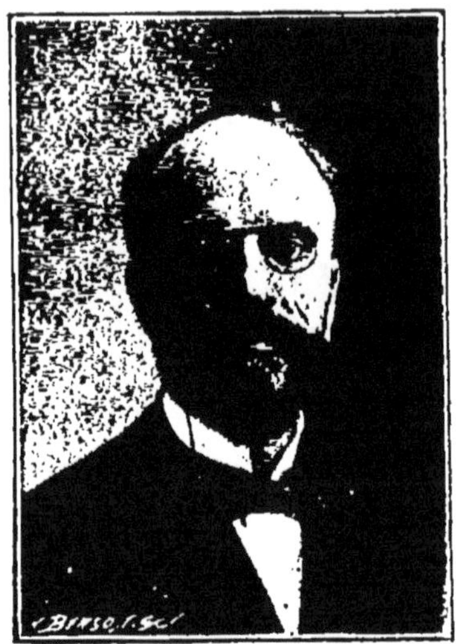

Nadar.

Né à Orthez (Basses-Pyrénées) en 1847.—Appartient à une illustre famille de savants. Professeur agrégé de la Faculté de Paris, chirurgien de la Pitié, membre (le plus jeune) de l'Académie de Médecine. Auteur avec le docteur Duplay du *Grand Traité de chirurgie*. Auteur du *Manuel des quatre agrégés*. A découvert la cocaïne. Parmi ses autres travaux les plus importants, on cite : *De la cocaïne en chirurgie*. *Maladie kystique de la mamelle*, qui a pris le nom de *Maladie de Reclus*. *Tubercule du testicule* (thèse). *Syphilis du testicule*.

Lauréat de la Faculté de Médecine, de l'Académie de Médecine et de l'Académie des Sciences.

Dr REYNIER (Paul).

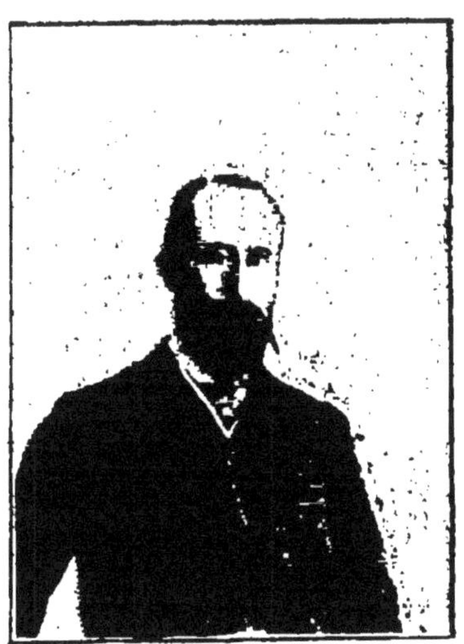

Né à Paris en 1851. — Chirurgien à Lariboisière. Docteur en médecine en 1880. Chirurgien des hôpitaux en 1882. Agrégé en 1883. Sa thèse inaugurale et sa thèse d'agrégation ont été fort remarquées. C'est un praticien des plus distingués qui s'est livré à de patientes recherches et a fait des travaux fort appréciés.

Dr RIBEMONT DESSAIGNES (Alban).

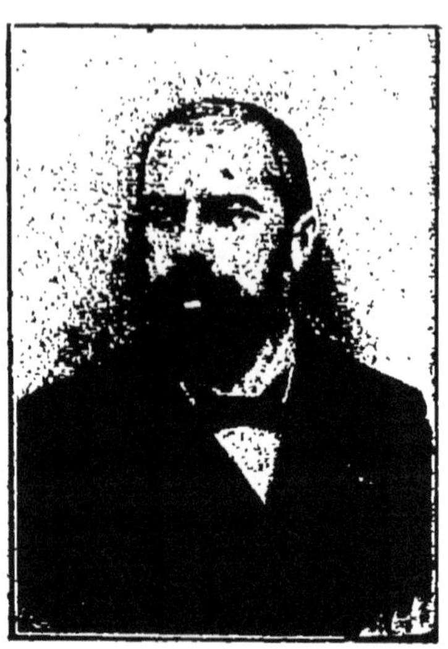

Né à Vendôme le 27 octobre 1847. — Externe des hôpitaux en 1869. Interne en 1873. Chef de clinique d'accouchement en 1880. Accoucheur des hôpitaux en 1882. Agrégé à la Faculté en 1883. Actuellement, accoucheur de la Maternité de Beaujon. Le docteur Ribemont-Dessaignes, qui jouit d'une réputation largement méritée, a publié de nombreux ouvrages, parmi lesquels nous citerons : *Anatomie topographique du fœtus. Application à l'obstétrique* (thèse inaugurale). Des mémoires et des observations relatifs à l'obstétrique et un *Précis d'obstétrique* (en collaboration) qui a eu déjà deux éditions et dont les figures sont pour la plupart originales et dessinées par le docteur lui-même. Officier d'Académie. Chevalier de la Légion d'honneur en 1890.

Dr RICHELOT (Gustave).

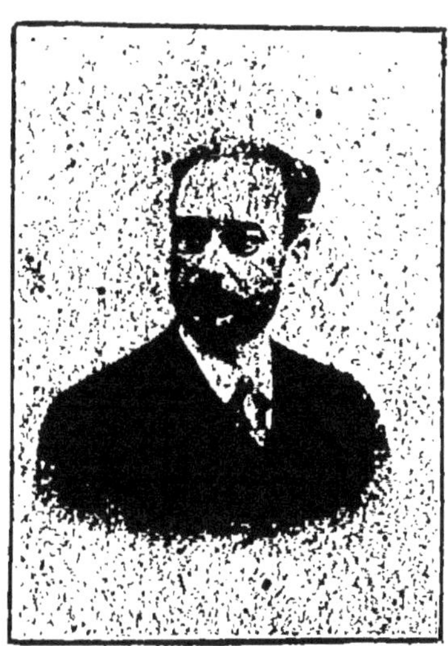

Larger.

Né à Paris le 14 novembre 1844. — Médaille de l'Internat en 1872. Docteur en médecine en 1873 avec une thèse sur *La péritonite herniaire et ses rapports avec l'étranglement.* Professeur agrégé en 1878. Chirurgien des hôpitaux en 1880. Il ne tarde pas alors à prendre rang parmi les jeunes chirurgiens auxquels l'École française doit d'avoir reconquis et maintenu sa bonne renommée. Depuis, sa réputation n'a fait que grandir. Ses travaux sont tellement nombreux qu'il ne faut pas penser à les énumérer ici. Il contribua avec ardeur aux récents progrès des inventions abdominales. Dans la chirurgie de l'intestin, il pratiqua un des premiers la cure radicale des hernies et des hydrocèles congénitales par la résection complète du conduit vagino-péritonéal. Il consacre la majeure partie de ses efforts à la pratique de la gynécologie. Membre de la Société de chirurgie, de la Société obstétricale et gynécologique, de la Société française de dermatologie et de syphiligraphie. Chirurgien de l'hôpital Saint-Louis. Membre de la Société de Médecine de Paris. Chevalier de la Légion d'honneur.

Dr ROBIN (Albert).

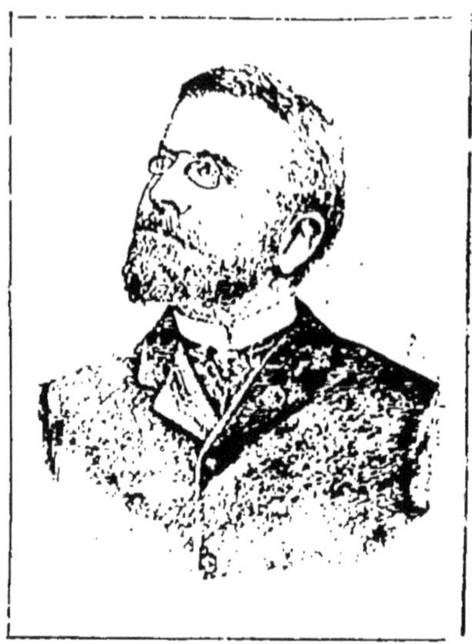

La Médecine moderne.

Né le 19 septembre 1847 à Dijon. — Vint à Paris faire ses études médicales. Prit part à la guerre de 1870 et fut décoré sur le champ de bataille le 28 octobre. Reçu à l'internat, en 1872, et docteur, en 1877, avec une thèse brillante sur la *Fièvre typhoïde*. Médecin des hôpitaux en 1881, et attaché successivement à la Maison des Ménages d'Issy et à l'hôpital de la Pitié. En 1880, il publiait une thèse d'agrégation sur les *Troubles oculaires dans les maladies de l'Encéphale*, et en 1883, il était reçu agrégé avec une seconde thèse sur les *Affections cérébrales consécutives aux lésions non traumatiques du rocher et de l'appareil auditif*. En 1884, il publiait : *l'Urée et le Cancer* puis, en collaboration avec Straus, des notes sur la *Spectroscopie des tissus vivants*. En 1886, il faisait éditer : *Les boissons abondantes et le traitement de l'obésité*. En 1887, il obtenait le prix Lacaze, à l'Institut, pour ses belles leçons de clinique et de thérapeutique médicales. Membre de l'Académie de Médecine. Officier de la Légion d'honneur.

Dr ROCHON (Eugène).

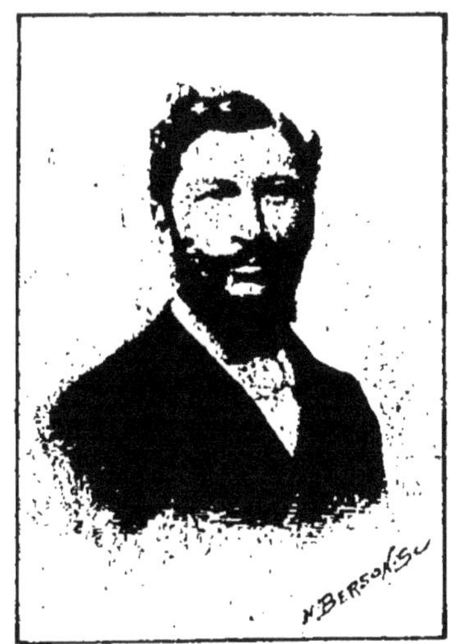

Vallois.

Né en 1866. — Docteur en 1893 avec une thèse très remarquée sur les *Pleurésies syphilitiques*. S'est adonné depuis à l'étude de la syphilis. A publié des travaux déjà nombreux. Citons parmi eux : *La vaccination contre la syphilis. Le traitement de la neurasthénie syphilitique. Méningite cérébro-spinale par infection d'une brûlure dorso-lombaire. Erythème noueux et tuberculose*, etc., etc. Inventeur d'une seringue sans piston, de la plus grande simplicité et d'une stérilisation rapide et absolue. L'activité de ce jeune savant lui assure la confiance et l'attachement d'une nombreuse clientèle.

Dr ROUFFINET.

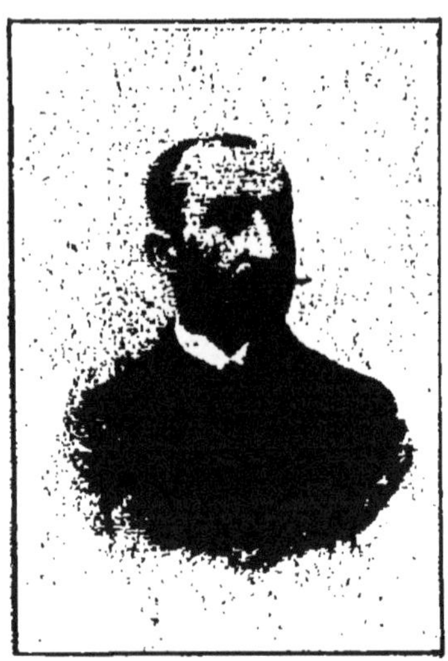

Pirou, boulv. St-Germain.

Né le 21 avril 1861 à Bénévent-l'Abbaye (Creuse). — Ancien interne des hôpitaux de Paris (1888), oculiste du IXe arrondissement et de la Société amicale du Comptoir National d'Escompte. Passa sa thèse pour le doctorat avec le sujet suivant : *Essai clinique sur les troubles oculaires dans la maladie de Friedreich et sur le rétrécissement du champ visuel dans la seringomyélie et la maladie de Morvan.* Citons parmi ses principaux travaux publiés dans la Gazette des Hôpitaux : *Troubles oculaires de l'ataxie locomotrice. De l'œil hystérique.* Puis : de *l'Ophtalmie catarrhale* (Annales de Médecine). *Réflexions sur deux cas de Zona ophtalmique.* (Société Médicale du IXe arrondissement). — Son cabinet de la rue Laffitte est très fréquenté.

Dr ROUSSAN.

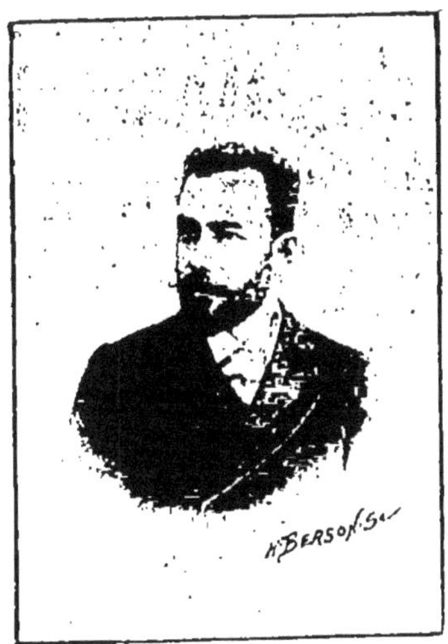

Fontès M. H.

Né en 1863. — Docteur de la Faculté de Paris. Ancien interne des hôpitaux. Médecin de la Crèche du XVIe arrondissement. Ancien lauréat (médaille d'argent) de l'Ecole de Médecine de Rennes.

Dr ROUX.

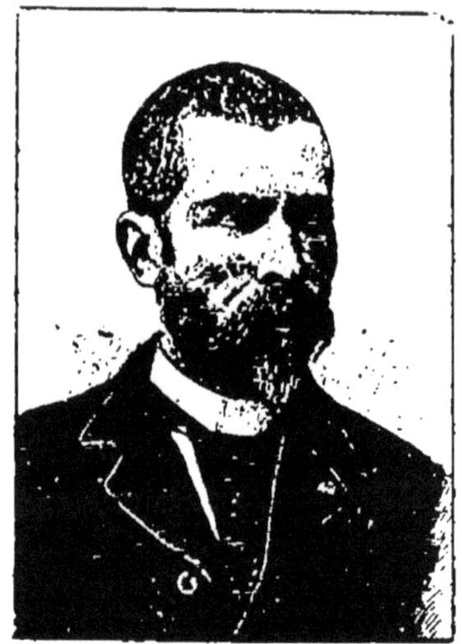

Pierre Petit.

Né en 1853 à Confolens (Charente). — Etudia la Médecine à Clermont et la Chimie à la Faculté des Sciences de la même ville sous la direction de M. Duclaux. Il vint à Paris où il fut aide de clinique à l'Hôtel-Dieu puis, préparateur de M. Duclaux lorsque celui-ci fut chargé du cours auxiliaire de chimie biologique à la Sorbonne. Ensuite, il entra au laboratoire de la rue d'Ulm et il aida le dr Chamberland aux expériences de Pasteur sur le Charbon, la Vaccination charbonneuse, la Rage et les Maladies infectieuses. Ces travaux ont fait le sujet de nombreuses communications à l'Académie des Sciences et à l'Académie de Médecine. Ses études les plus remarquées ont été faites sur l'atténuation des virus à l'aide des antiseptiques et sur la vaccination des maladies infectieuses à l'aide des produits solubles secrétés par les microbes. Mais son travail le plus important est la découverte de la Toxine diphtérique faite en commun avec Yarsin. Cette découverte fut le point de départ des recherches qui aboutirent au traitement de la Diphtérie par le serum antitoxique. Roux, avec la collaboration de MM. Martin et Chaillou, démontra la valeur pratique de la nouvelle méthode qui eut un si grand retentissement. Sous-directeur de l'Institut Pasteur. Commandeur de la Légion d'honneur.

Dr SAINTON (Raymond-Julien).

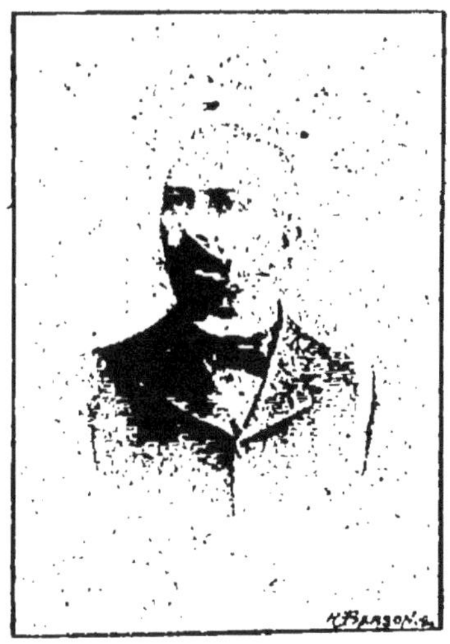

Stebbing.

Né à Chinon (Indre-et-Loire) le 18 juin 1860. — Ancien interne des hôpitaux de Paris. Assistant du service orthopédique et chirurgical de l'hospice des Enfants-Assistés. Auteur de nombreux mémoires sur l'*Orthopédie* et la *Chirurgie infantile*.

Dr SAPELIER.

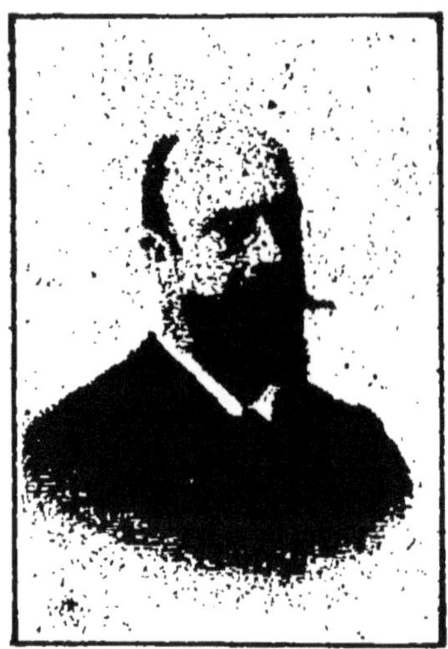

Pirou, rue Royale.

Interne de médecine et de chirurgie des hôpitaux de Paris (concours de 1880). Préparateur d'histologie à la Faculté, de 1881 à 1886. Thèse de doctorat en 1885 sur le *Sulfure de carbone*. En 1886, nommé au concours chef de clinique médicale de la Faculté auprès du professeur Potain, à l'hôpital de la Charité. Médecin de la Maison Départementale de Nanterre. A deux reprises différentes : en avril 1892 signala à Paris et dans la banlieue le danger d'une épidémie cholérique due à l'usage d'eau de Seine. En mai, 1893, il signalait également l'existence d'une épidémie de typhus exanthématique, inconnue dans les hôpitaux de Paris, au dépôt de la Préfecture et dans les prisons de province. La précision de son diagnostic a préservé la capitale de ces deux dangers très graves.

SAURY (Honoré).

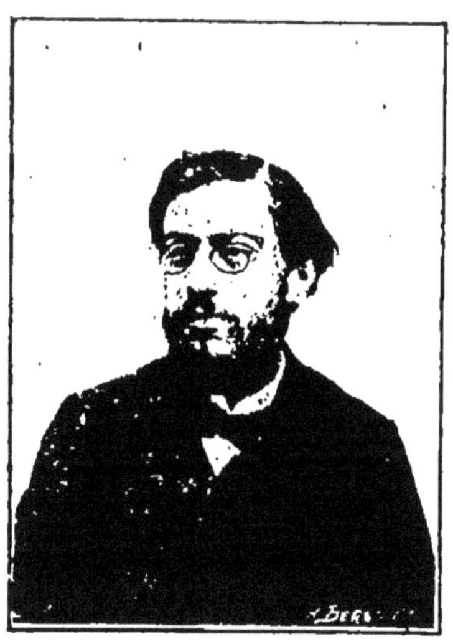

Né à Salus (Pyrénées-Orientales) le 26 octobre 1854. — Docteur en médecine de la Faculté de Paris en 1879. Médecin des Conseils de prudhommes du département de la Seine. Membre des Sociétés médico-psychologique, de statistique, d'hygiène, etc. Auteur d'un ouvrage très apprécié sur la *Folie héréditaire*, ainsi que de nombreux mémoires sur divers sujets de pathologie mentale et nerveuse. Sa description du *Morphino-cocaïnisme* est une des premières qui aient paru en France sur cette intoxication. A signaler ses articles de la *Grande Encyclopédie* : *Dégénérés*, *Dipsomanie*, *Kleptomanie*, *Morphinomanie*, etc. Ses recherches *électrothérapiques*. Créateur du *Voltaphore*, un des meilleurs agents de la médication anti-névralgique. Décoré des Ordres du Christ du Portugal et de Charles III d'Espagne.

Dr SONREL.

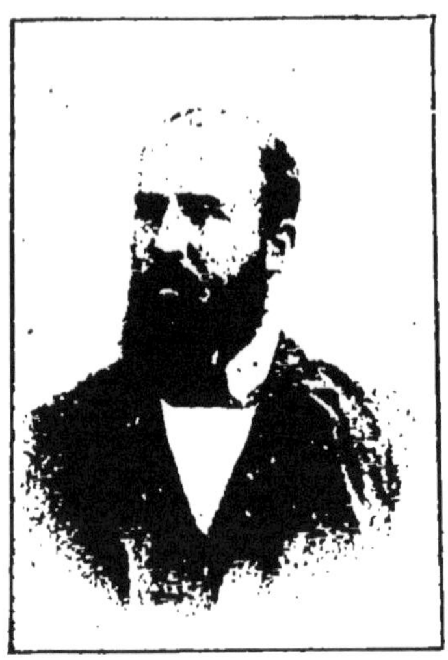

Pirou, boulv. St-Germain.

Né à Paris le 20 août 1867. — Après de fortes études médicales, il passa sa thèse inaugurale le 14 février 1894 et fut reçu docteur en médecine. Le docteur Sonrel, qui est un de nos plus jeunes praticiens, s'occupe spécialement d'*hydrothérapie* et de questions d'hygiène, et il s'est déjà créé une réputation dans cette branche de la médecine.

Dr SUREAU (Henry-Gabriel).

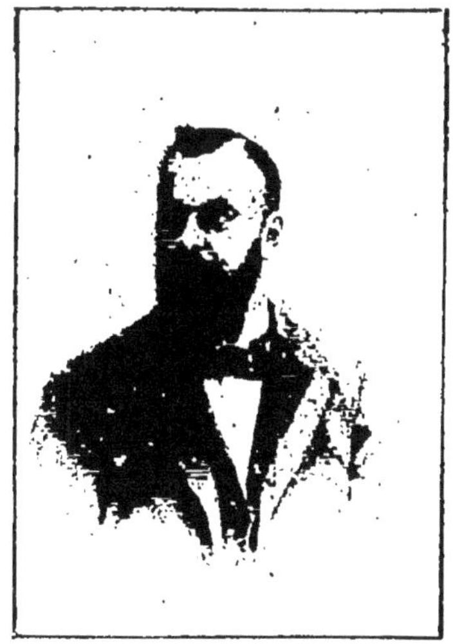

Capelle.

Né le 25 mars 1865, à Chemillé (Maine-et-Loire), — Ancien interne des hôpitaux de Nantes. Lauréat des Écoles de Médecine de Nantes et de Paris. Chef de clinique ophtalmologique du docteur Teillais, à Nantes et du docteur de Wecker, à Paris, il devint bientôt un oculiste des plus compétents. Reçu docteur en 1891. Membre de la Société Française d'Ophtalmologie. A publié de nombreux travaux sur les questions d'ophtalmologie et en particulier sur l'étude de la réfraction oculaire. A présenté en 1894, à l'Académie des Sciences, le *Skiascope-optomètre* destiné à mesurer mathématiquement la réfraction oculaire et, par suite, à déterminer exactement et rapidement le numéro des lunettes qui convient.

Profes^r TARNIER (Etienne-Stéphane).

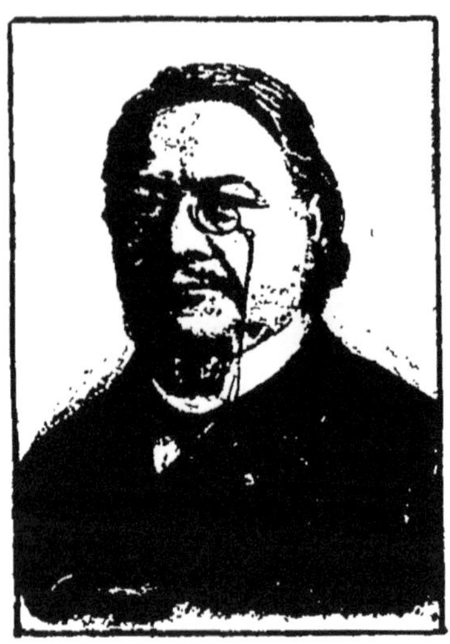

Liébert.

Né à Aiserey, près Dijon, le 29 avril 1828. — Externe des hôpitaux à Paris, en 1850. Interne en 1853. Docteur en 1857 avec cette thèse : « *De la Fièvre puerpuérale* ». Nommé au concours, en 1865, chirurgien des hôpitaux de Paris, en 1867, chirurgien en chef de la Maternité. Auteur de nombreux ouvrages sur les questions d'accouchements et d'hygiène. Parmi ses publications, citons : *Traité de l'art des accouchements* (en collaboration). *Allaitement et hygiène de la première enfance. Mémoire sur le forceps. L'asepsie et l'antisepsie en obstétrique* (in-8° de 839 pages). Membre et ancien président de l'Académie de Médecine, professeur de clinique obstétricale à la Faculté. Commandeur de la Légion d'honneur.

Dr THULIÉ (Henri).

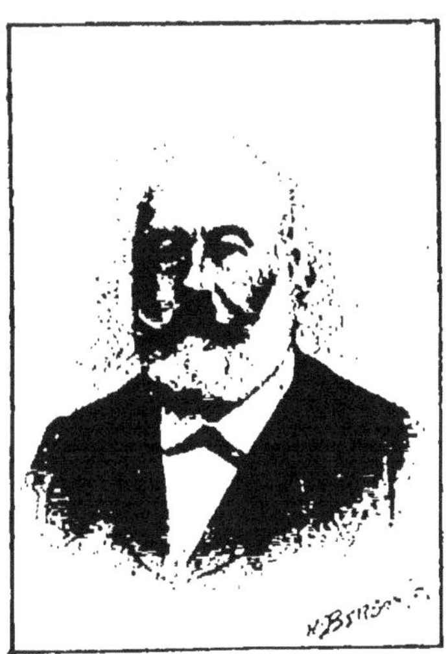

Berthaud.

Né à Bordeaux le 30 juillet 1832. — Ancien interne de l'asile d'aliénés de Charenton, ancien chirurgien major du 38 bataillon de marche. Fut en outre : Secrétaire du Conseil général de la Seine. Président du Conseil municipal de Paris (1875-78-80) ; Président de la Société d'anthropologie. Secrétaire général du Congrès international d'assistance de 1889 ; secrétaire général puis président de la Société internationale pour l'étude des questions d'assistance. Actuellement il est : Membre de la Commission de surveillance des asiles d'aliénés de la Seine ; membre du Conseil d'Administration de l'École Lepelletier de St-Fargeau ; Vice-président du Conseil superieur de l'assistance publique ; directeur de l'École d'Anthropologie. A rédigé avec Duranty et Assezat le journal le *Réalisme* ; a collaboré au *Courrier Français* de Vermorel et à la *Pensée nouvelle* : Etudes sur : *le Délire aigu. La Folie et la Loi. La Manie raisonnante du Dr Campagne, la Femme, la Question du Tour, etc.*,

Dr TOLMER (Charles).

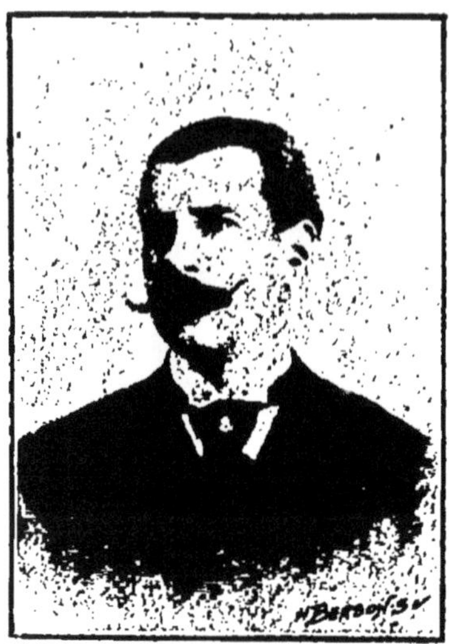

Pierre Petit.

Né à Rouen le 28 juin 1864. — Docteur de la Faculté de Paris en 1891. Elève de Labric, Gombaut, Pozzi, Dieulafoy. Médecin de la Société de prévoyance mutuelle des enfants du département de la Seine. Il exerce à Neuilly-sur-Seine, 18, rue d'Orléans, et s'est déjà attaché les sympathies d'une nombreuse clientèle.

Dr TRIPIER (Auguste).

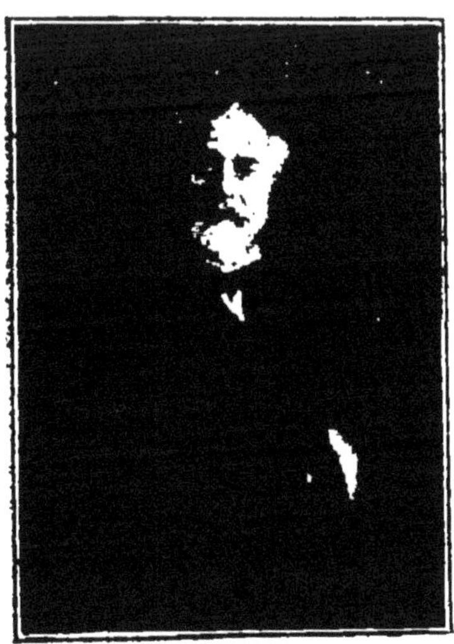

Né en 1830.— Orienté d'abord vers la chirurgie. Entre en 1854 au laboratoire de Claude Bernard, De 1854 à 1862, publie les six premiers volumes des leçons du maître. L'habitude d'employer l'électricité comme réactif le conduit à l'étudier comme médicament et fournira la matière de nombreuses publications thérapeutiques. Il en est parmi celles-ci qui se rattachent à des thèmes poursuivis durant toute la carrière de l'auteur : Celles relatives à *l'antagonisme des centres nerveux* cérébral et spécial et aux *Evolutions morbides du tissu conjonctif.*

Outre ces travaux, on doit au docteur Tripier des publications d'ensemble sur *l'Electrologie médicale, la gynécologie*, des notices de Pathogénie et de Thérapeutique d'ordres divers. Et, en dehors de la médecine proprement dite, nombre de mémoires ou d'articles sur l'Hygiène, la Médecine légale, l'Anthropologie, les Beaux-Arts, la Politique.

Dr VIBERT (Charles).

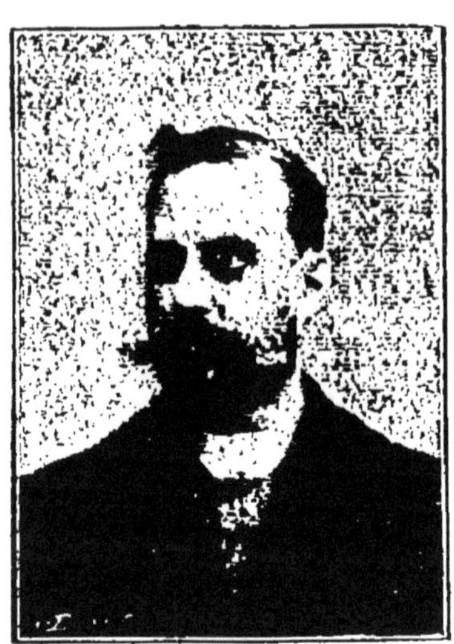

Né à Paris en 1854. — D'abord, médecin militaire. A quitté l'armée, de bonne heure, pour se consacrer à la médecine légale qu'il exerce depuis quinze ans en qualité d'expert au tribunal de la Seine. A débuté comme assistant du professeur Brouardel, au moment où celui-ci réorganisait l'enseignement de la médecine légale. Le docteur Vibert contribue à cet enseignement par des conférences pratiques à la Morgue et au laboratoire de Toxicologie. Parmi ses travaux nous citerons : *Traité de médecine légale* (4e édition), et *Etudes sur la névrose traumatique*.

Dr VIGNES.

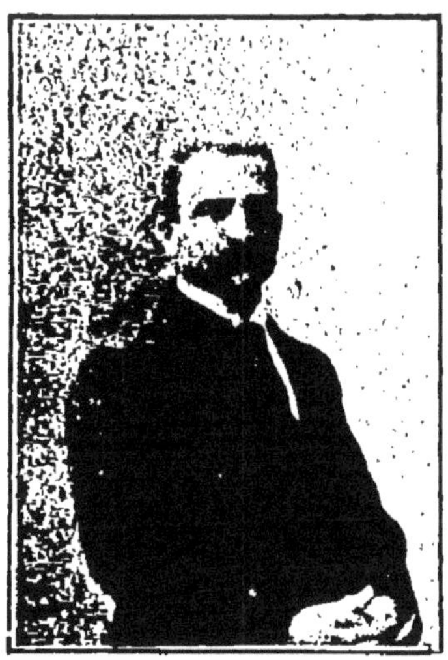

Pirou, rue Royale.

Né à Juillac (Corrèze) en 1857. — Passe sa thèse à Paris en 1880. Vice-président de la Société d'Ophtalmologie et de la Société du XVIIe arrondissement. — Membre de plusieurs autres sociétés médicales. — Prof. libre d'ophtalmologie. — Clinique pour les maladies des yeux. — Médecin de l'Opéra-Comique, de Crèches, de Dispensaires et d'Ecoles. — Auteur de nombreuses publications sur les maladies des yeux parmi lesquelles il faut citer sa *Technique de l'exploration oculaire* parue en 1896. Ce livre est l'introduction aux études ophtalmologiques et traite de la haute physiologie de la vision.

Dr VIGOUROUX (Romain-Gabriel-Marie).

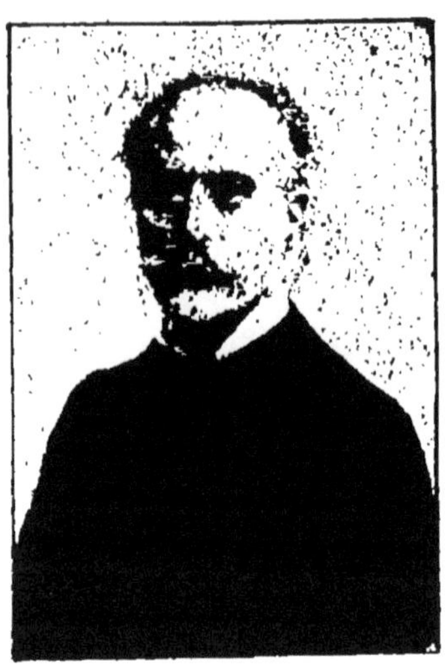

Laplaud.

Né le 4 juillet 1831 à Molompise (Cantal). — Interne des hôpitaux de Paris en 1854; docteur en 1858. A fait à l'Académie des Sciences des communications remarquées, entre autres un travail sur le *Mécanisme de la mort dans l'anesthésie chirurgicale*. Etudia à Londres en 1862 auprès de Brown-Séquard les maladies nerveuses. Collaborateur de Charcot, il fonda le service d'électrothérapie, dont la notoriété est universelle. Depuis 20 ans, a contribué énormément à étendre le champ des applications à l'électricité. Ses idées sur la Neurasthénie et les résultats obtenus ont consacré sa renommée. N'a pas publié d'ouvrages volumineux, mais condense avec un art remarquable ses observations en des articles de Revue. L'indépendance est son trait caractéristique. Chevalier de la Légion d'honneur. Membre du Comité technique de l'Exposition de 1889.

Dr VIMONT (Maurice).

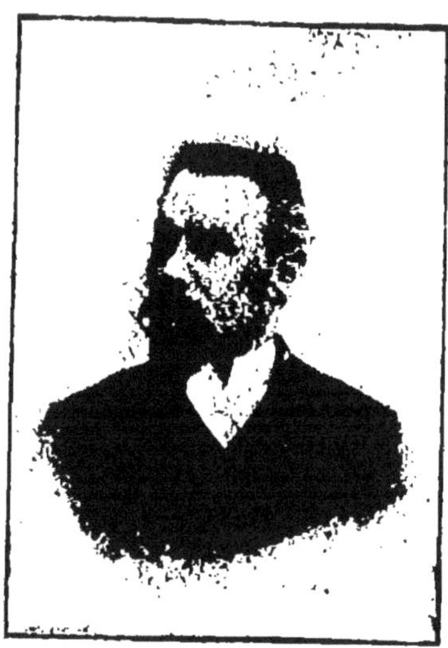

Pirou, boulv. St-Germain.

Né à Paris le 11 juin 1861. — Externe des hôpitaux de Paris en 1883. Interne en 1887. Docteur et lauréat de la Faculté de Médecine de Paris en 1890. Sa thèse sur *Les oblitérations de la veine cave inférieure* est un travail de valeur souvent consulté. Ancien interne de l'hôpital Trousseau, il s'adonne spécialement à tout ce qui concerne les maladies de l'enfance.

Dr VORONOFF (S).

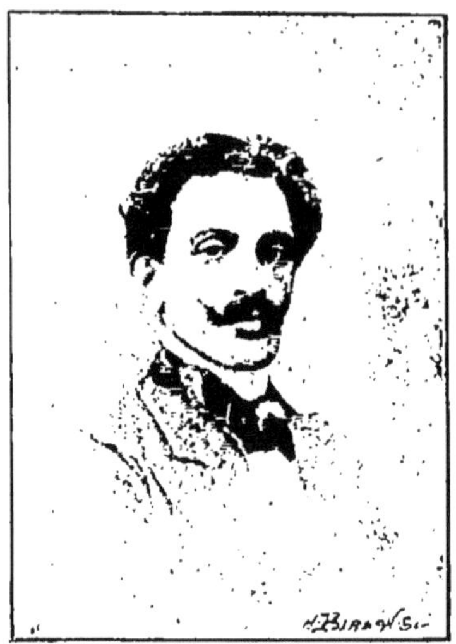

Otto.

Né à Voronège (Russie) le 10 juillet 1866. — Venu à Paris à 19 ans, y passe les examens de baccalauréat ès-lettres et ès-sciences. Reste 3 ans à la Faculté des Sciences, puis est externe des hôpitaux. Fait sa thèse en 1893 sur les *Trèves morbides* ou *Microbisme latent*, vue d'ensemble sur les maladies et les causes de leurs récidives. A publié, comme élève de Charcot, un traité sur l'*Hystérie* qui analyse toutes les dernières recherches sur cette affection. En dehors de ces travaux s'est particulièrement adonné à la gynécologie et la chirurgie générale. Elève de Verneuil, de Tillot et des grands maîtres étrangers. A fondé une maison d'opérations à Auteuil. Collaborateur du *Traité de médecine clinique et thérapeutique* (études sur la syphilis) et de la *Revue de gynécologie et d'andrologie* (observations de ses opérations). A publié récemment un volume sur la gynécologie et la chirurgie générale avec un recueil de ses observations. Naturalisé Français en 1895.

Dr WEILL (A).

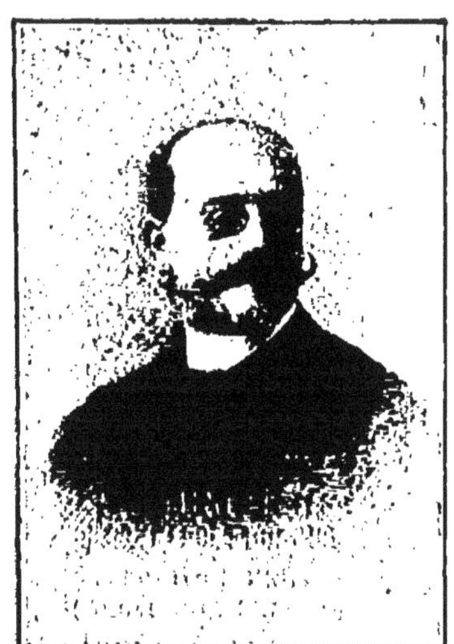

Né à Bischwiller (Alsace) le 24 août 1842. — Elève de l'ancienne Faculté de Strasbourg; de celle de Paris depuis 1868. Interne à l'hôpital Rothschild (1871-74). Reçu docteur en 1874. Médecin-adjoint du même hôpital de 1875 à 1880. Médecin du Chemin de fer du Nord depuis 1880. Médecin en chef de l'hôpital Rothschild depuis 1889. Membre de plusieurs sociétés savantes. Officier d'Académie. Chevalier de la Légion d'honneur.

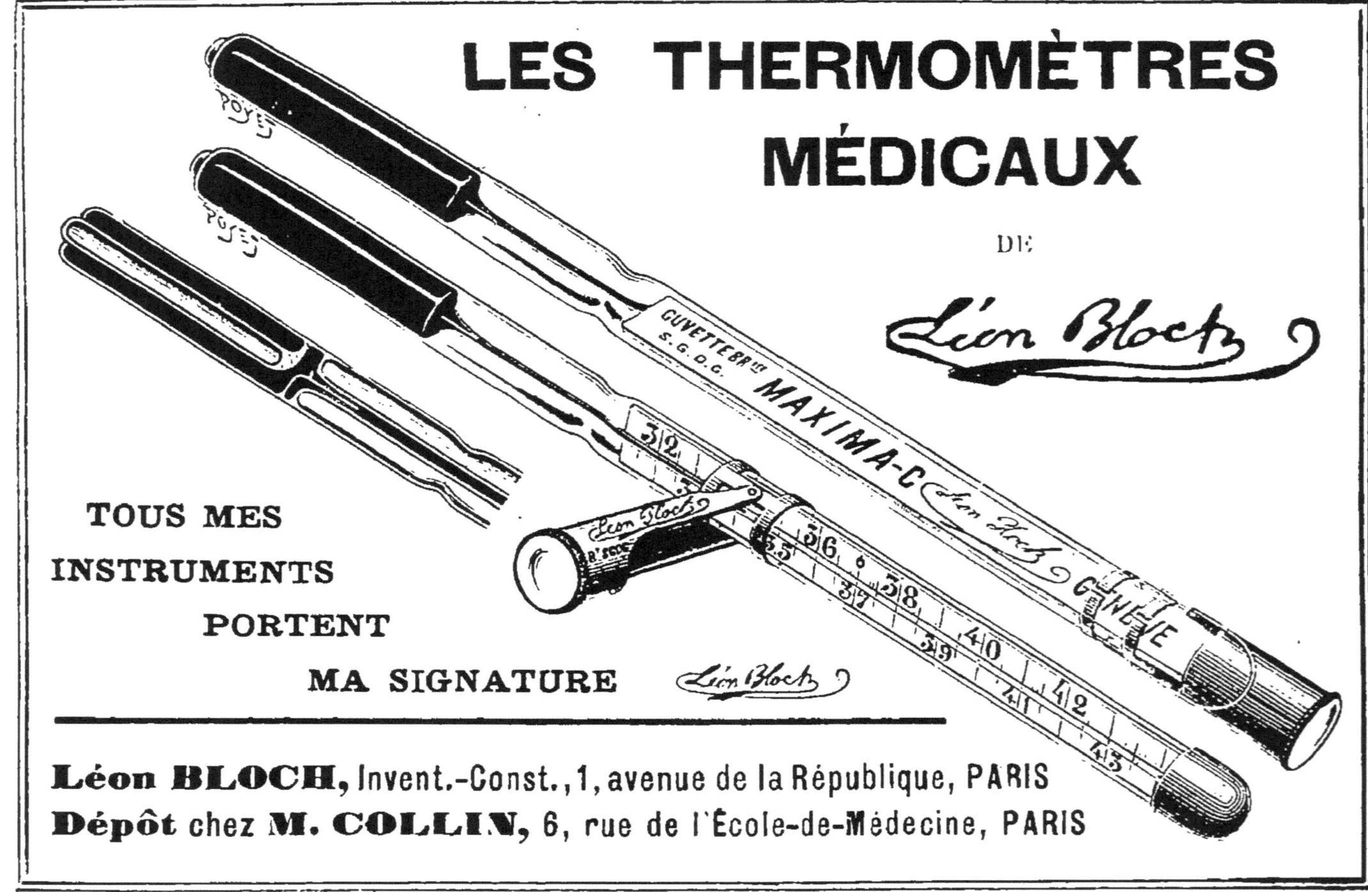
LES THERMOMÈTRES
MÉDICAUX
DE
Léon Bloch
GUVETTE BRte
S.G.D.G.
MAXIMA-C
Léon Bloch
TOUS MES
INSTRUMENTS
PORTENT
MA SIGNATURE
Léon Bloch
Léon BLOCH, Invent.-Const., 1, avenue de la République, PARIS
Dépôt chez M. COLLIN, 6, rue de l'École-de-Médecine, PARIS

Hôpitaux, Hospices, Maisons de Retraite

Administration générale de l'Assistance publique

PLACE DE L'HOTEL-DE-VILLE, 3

(Entrée des bureaux : quai de Gesvres, 4, et avenue Victoria, 3.)

Andral, 43, rue des Tournelles.
Asile national de la Providence, rue des Martyrs, 77.
Asile N.-D. de Bon-Secours, rue des Plantes, 66. — Consultations gratuites : lundi, mercredi et vendredi, à 9 heures.
Baudelocque, boulevard de Port-Royal, 125. — Accouchements.
Beaujon, 208, faubourg St-Honoré (*D*, *D bis*). — Entrée le jeudi et le dimanche, de 2 à 4 heures.
Bichat, au bastion de la Porte St-Ouen, boulev. Ney, 137 (10).
Brezin (*hommes*), rue d'Alésia, 134.
Broussais, rue Didot, 96. — Consultations tous les jours.
Chardon-Lagache (42), rue Chardon-Lagache, 1.
Charité, rue Jacob, 47 (*H*, *AD*). — Entrée jeudis et dimanches, de 1 à 3 heures.
Clinique d'accouchement, rue d'Assas, 89.
Cochin, faubourg Saint-Jacques, 47 (*J*). — Entrée jeudis et dimanches, de 1 à 3 heures.
Debrousse, rue Bagnolet, 148.
Dubois, faubourg Saint-Denis, 300 (24).
Enfants assistés et Orphelins réunis, rue Denfert-Rochereau, 74. — Consultations, tous les matins, de 8 à 10 heures.
Enfants malades, rue de Sèvres, 149.
Furtado-Heine (Dispensaire), rue Delbet.
Hérold (Dispensaire d'enfants), place du Danube.
Hôtel-Dieu, place du Parvis-Notre-Dame (*G*). — Entrée jeudis et dimanches, de 1 à 3 heures. — Consultations gratuites tous les matins, de 8 à 9 heures.
Institut Pasteur, rue Dutot, 23.
Laennec, rue de Sèvres, 42 (42).

Lariboisière, rue Ambroise-Paré, 2. — Entrée jeudis et dimanches, de 1 à 3 heures.
La Rochefoucauld, avenue d'Orléans, 15 (12, 22).
Leprince, rue Saint-Dominique, 109.
Lourcine *ou* **Broca** (*femmes*), rue Broca, 111.
Maison municipale de Santé, faubourg St-Denis, 200.
Maternité, maison et école d'accouchement, boulevard de Port-Royal, 119 et 121 (15).
Midi, ou Ricord, ou des Vénériens (*hommes*), boulevard de Port-Royal, 111.
Necker, rue de Sèvres, 151. — Entrée jeudis et dimanches, de 1 à 3 heures.
Pitié, rue Lacépède, 1. — Entrée jeudis et dimanches, de 1 à 3 heures.
Quinze-Vingts, rue de Charenton, 28. — Consultations gratuites : tous les jours, de midi à 2 heures.
Ricord (*Voir* Midi).
Rossini, rue Mirabeau, 5.
Rothschild (de), rue Picpus, 76. — Consultations : lundi, mercredi, vendredi, à 1 heure.
Sainte-Anne (*aliénés*), rue Cabanis, 1.
Saint-Antoine, faubourg St-Antoine, 184. — Entrée les jeudis et dimanches, de 1 à 3 heures.
Saint-Jacques, ruelle Volontaire, 15.
Saint-Joseph. rue Pierre-Larousse. — Consultations lundi, mercredi, vendredi, 9 heures.
Saint-Louis, rue Bichat, 38 et 40. — Entrée les jeudis et dimanches, de 1 à 3 heures.
Saint-Martin (*militaires*), rue des Récollets.
Saint-Michel, rue de Dombasle, 30.
Sainte-Périne, rue Chardon-Lagache, 11.
Salpêtrière, boulevard de l'Hôpital, 47. — Vieillesse et aliénés (*femmes*).
Tenon, rue de la Chine, 4,
Tisserand, rue d'Alésia, 134.
Trousseau, enfants malades, rue de Charenton, 89, et faubourg Saint-Antoine, 110.
Val-de-Grâce (*militaires*), rue Saint-Jacques, 277. — Entrée jeudis et dimanches, de midi à 1 heure

SPÉCIALITÉS

MÉDICALES

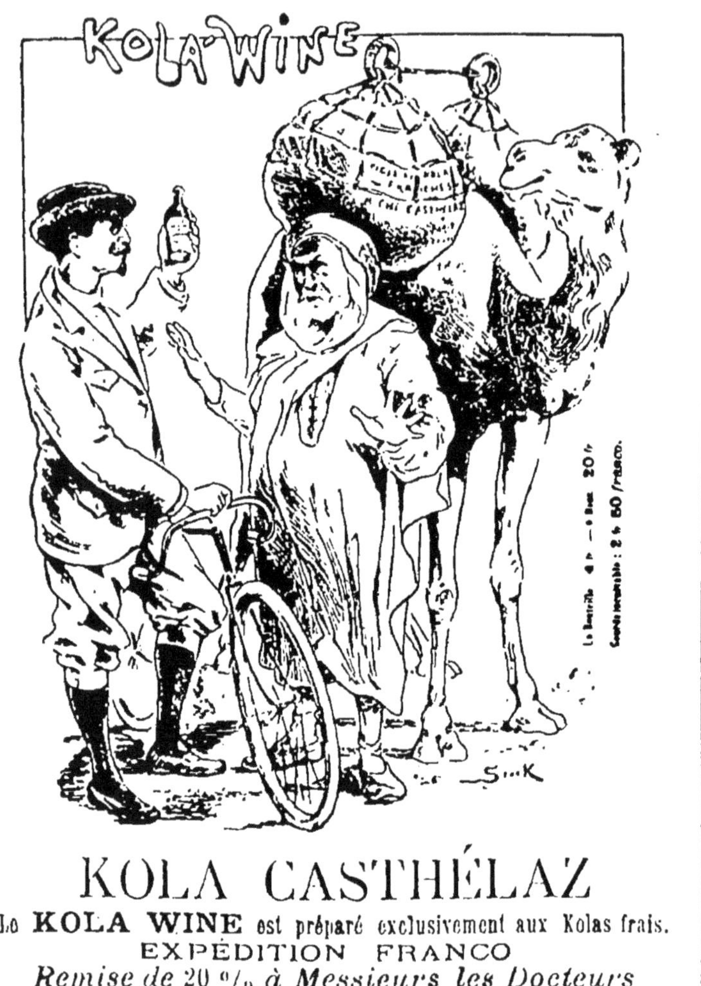

KOLA CASTHÉLAZ

Le **KOLA WINE** est préparé exclusivement aux Kolas frais.

EXPÉDITION FRANCO

Remise de 20 °/₀ à Messieurs les Docteurs

Kola Wine, la bouteille .... **4** francs.
Kola comprimé en pastilles .... **1** fr. **50**
Chocolat Energine .... **1** fr. **50** et **3** fr. **80**

19, Rue Ste-Croix-de-la-Bretonnerie, *PARIS*

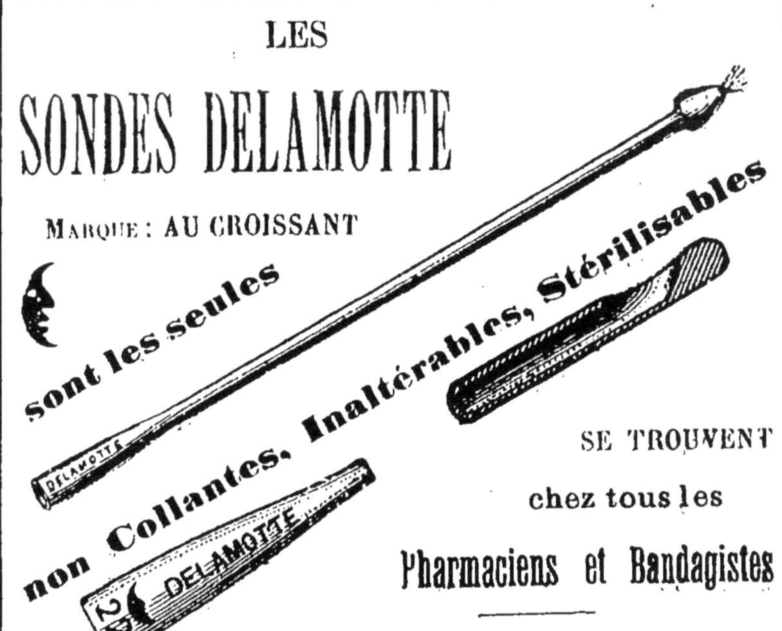

N. B. — *Des instruments d'essai et le catalogue sont envoyés gratuitement aux Docteurs et Etudiants par* **ROUSSEAU Frères**, fabricants, rue J.-J. Rousseau, PARIS.

Les BANDAGES en gomme DELAMOTTE

Marque : **AU CROISSANT**

sont les seuls qui s'entretiennent souples par le lavage; qui soient légers et s'entretiennent toujours souples ; qui assurent sans gêne une contention parfaite et permettent d'éviter les démangeaisons.

Les demander chez tous les Bandagistes et Pharmaciens.

N. B. — **Des notices explicatives seront envoyées aux docteurs et étudiants par RONDEAU Frères, fabricants, 88, rue J.-J. Rousseau, PARIS.**

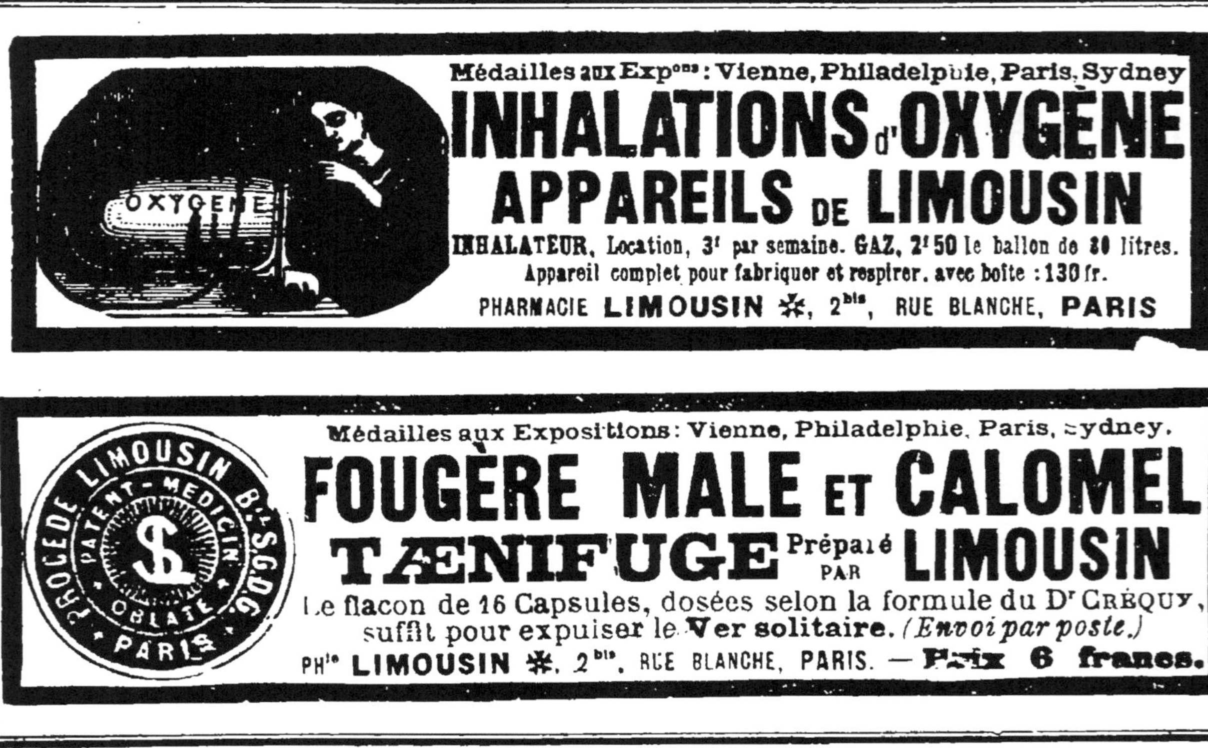
Médailles aux Expons : Vienne, Philadelphie, Paris, Sydney
INHALATIONS d'OXYGÈNE
APPAREILS DE LIMOUSIN
INHALATEUR, Location, 3f par semaine. GAZ, 2f 50 le ballon de 30 litres.
Appareil complet pour fabriquer et respirer, avec boîte : 130 fr.
PHARMACIE LIMOUSIN ✲, 2bis, RUE BLANCHE, PARIS
OXYGÈNE
Médailles aux Expositions : Vienne, Philadelphie, Paris, Sydney.
FOUGÈRE MALE ET CALOMEL
TÆNIFUGE Préparé PAR LIMOUSIN
Le flacon de 16 Capsules, dosées selon la formule du Dr CRÉQUY,
suffit pour expulser le Ver solitaire. (Envoi par poste.)
Phie LIMOUSIN ✲, 2bis, RUE BLANCHE, PARIS. — Prix 6 francs.
PROCÉDÉ LIMOUSIN Bté S.G.D.G.
PATENT-MEDICIN
OBLATE
PARIS

GRAINE DE LIN TARIN

PRÉPARATION SPÉCIALE POUR COMBATTRE AVEC SUCCES

Constipations, Coliques, Echauffements, Maladies du Foie et de la Vessie. (Exiger la femme à 3 jambes)

Une cuillerée à soupe matin et soir dans un quart de verre d'eau ou de lait.

LA BOITE : **1** FR. **30**

Marque de fabrique

POMMADE FONTAINE

Ses effets sont Merveilleux

contre les : ***Dartres. Eczéma, Engelures, Hémorrhoïdes, Rougeurs de la Face, Inflammations des Paupières, Pellicules et Chute des Cheveux.***

FRICTIONS LÉGÈRES CHAQUE SOIR

LE POT : **2** FRANCS

Franco, **2** ***fr.*** **15** *en timbres-poste.*

SAVON FONTAINE

Excellent auxiliaire de la **POMMADE FONTAINE**

Le Savon, **2** *fr. Franco* **2** *fr.* **15** *en timbres-poste*

TARIN, Pharm. de 1re Classe, Ex-Interne des Hôpitaux

Place des Petits-Pères, 9, PARIS

SE TROUVENT DANS TOUTES LES PHARMACIES

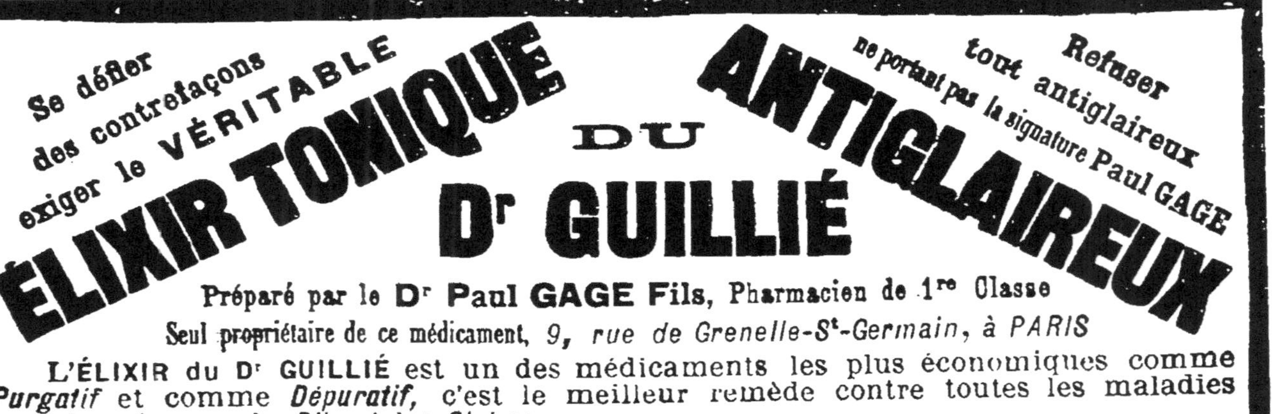
Se défier
des contrefaçons
exiger le VÉRITABLE
ÉLIXIR TONIQUE
DU
Dr GUILLIÉ
ANTIGLAIREUX
Refuser
tout antiglaireux
ne portant pas la signature Paul GAGE
Préparé par le Dr Paul GAGE Fils, Pharmacien de 1re Classe
Seul propriétaire de ce médicament, 9, rue de Grenelle-St-Germain, à PARIS
L'ÉLIXIR du Dr GUILLIÉ est un des médicaments les plus économiques comme Purgatif et comme Dépuratif, c'est le meilleur remède contre toutes les maladies occasionnées par la Bile et les Glaires.
Depuis plus de quatre-vingts ans, l'ÉLIXIR du Dr GUILLIÉ est employé avec succès contre les maladies du Foie, de la Rate, du Cœur, Goutte, Rhumatisme, des Fièvres Paludéennes et Pernicieuses, la Dysenterie, la Grippe ou Influenza, des maladies de la Peau et les Vers Intestinaux ; c'est le remède indispensable aux personnes fortes, à tempérament sanguin. Il peut être administré à la plus tendre enfance et à la plus extrême vieillesse, sans jamais donner lieu à aucune espèce d'accident. Chaque bouteille est accompagnée du Traité de l'Origine des Glaires, du Dr GUILLIÉ. Cette brochure est adressée FRANCO à toute personne qui en fait la demande.
Prix en France : la Bouteille, 6 fr. ; la 1/2 Bouteille, 3 fr. 50
PILULES d'EXTRAIT d'ÉLIXIR TONIQUE ANTIGLAIREUX du Dr GUILLIÉ
Le Flacon, 3 fr. 50. – Le 1/2 Flacon, 2 fr.
SIROP D'EXTRAIT D'ÉLIXIR TONIQUE ANTIGLAIREUX DU Dr GUILLIÉ
Ce sirop à base de curaçao d'un goût très agréable est le purgatif le plus facile à prendre aux femmes et aux enfants. - Le flacon, 2f

M. DION.

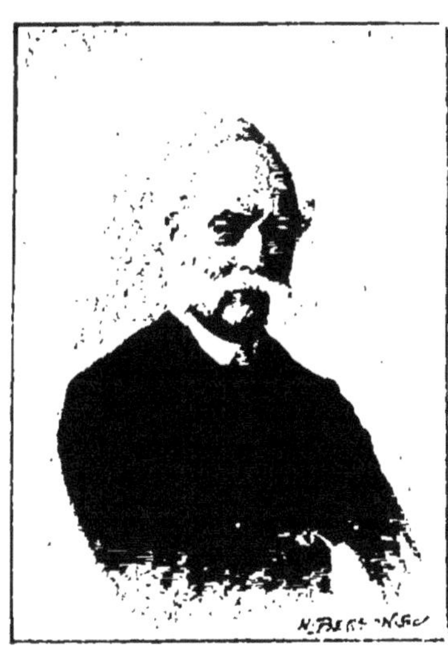

M. DION est l'inventeur et le propagateur d'une méthode pour la guérison de la myopie, qui maintenant a fait ses preuves, et il a établi dans ce but un Institut spécial, **63, rue de Rennes**.

Au début le système de M. DION ne rencontrait guère que des incrédules, et il a fallu des années de démonstration éclatante, de succès incontestables pour que les procédés de M. DION soient admis par les spécialistes; aujourd'hui, si nombre d'entre eux le contestent encore, beaucoup, et non des moindres, ont reconnu leur efficacité.

La myopie est devenue un véritable fléau qui grandit chaque année, envahit nos écoles et frappe les plus intelligents, les plus travailleurs, ceux qu'attendait le plus brillant avenir! L'inventeur de la guérison de la myopie est donc un véritable bienfaiteur de l'humanité, pour les médecins un collaborateur précieux, et à ce titre il avait de droit sa place marquée dans notre galerie.

M. DION est issu d'une ancienne famille française émigrée au Canada bien avant sa cession à l'Angleterre. C'est donc un Français qui revient faire profiter sa patrie d'origine de sa merveilleuse découverte.

A VICTOR VAISSIER.

LE SAVON DU CONGO

Air : LE BINIOU

I

Ce matin j'ai fait l'emplette
Chez un très bon parfumeur
D'une belle savonnette
Dont l'arôme est enchanteur.
Aux traits de chaque personne
Ah ! quelle grâce elle donne !
Et que sa suave odeur
Me procure de bonheur !

Refrain

J'aime sa blanche écume ;
Son charme subtil pénètre ma peau !
Plus que toi, rien ne parfume,
Savon, mon Savon, mon cher Congo !

II

Ici bas tout lui fait fête !
Tout célèbre sa douceur !
Dans les salons on répète
Qu'aux fleurs il est supérieur !
Il est plein d'une magie
Qui nous fait aimer la vie,
Car son seul aspect vainqueur,
Bannit de nous la douleur ! (*Au refrain*).

III

Pour la somme qu'il me coûte,
Je suis heureux comme un roi
Et sur mon chemin j'écoute
Les compliments faits sur moi !
Pour être ainsi parfumées,
Toutes les femmes charmées
Si je le voulais, demain
Me proposeraient leur main. (*Au refrain*).

LOTION VAISSIER

Depuis deux ans, sur l'invitation de l'inventeur, j'ai conseillé la **Lotion Antipelliculaire Vaissier** à un certain nombre de personnes, contre des pellicules plus ou moins tenaces.

Ces pellicules sont des spoliations de l'épiderme sous la forme de petites squames minces, semblables à du son très fin. Qu'elles résultent ou non de l'affection qu'on désigne du nom de *Pityriasis Pilaris* ou *Capitis*, elles tombent très facilement et recouvrent les vêtements, au niveau du cou.

Cette desquamation s'accompagne souvent de vives démangeaisons, quoique le cuir chevelu reste normal. Mais, de plus, elle entraîne la chute des cheveux et amène graduellement une *Alopécie* ou *Calvitie*, plus ou moins prononcée.

A l'aide des **Lotions antipelliculaires Vaissier,** j'ai vu disparaître ces pellicules et la chevelure reprendre une certaine vigueur.

Les substances qui composent cette préparation permettent d'ailleurs d'obtenir des résultats avantageux, sans crainte de préjudice pour la santé générale.

Ce 29 Mai 1896.

A. LAURENT,

Ex-médecin en chef des Hôpitaux de Rouen.

CONSULTEZ 25,000 MÉDECINS

Professeurs, docteurs en médecine, tous sans exception vous diront que l'acide salicylique, l'un des plus puissants antiseptiques connus, est aussi le meilleur des préservatifs contre les maladies épidémiques, les odeurs provenant de transpiration (sans nuire à celle-ci) et en même temps le *seul préservatif des affections goutteuses et rhumatismales.*

La flanelle antiseptique et microbicide à base de salicylate (brevetée en France S. G. D. G.), aux États-Unis d'Amérique, en Allemagne, en Angleterre, etc., etc., en vente dans les deux maisons les plus importantes du monde :

Au Louvre et au Bon Marché

est donc recommandée à tous ceux qui tiennent à leur santé.

Cette flanelle, garantie rigoureusement irrétrécissable, ne présente à l'œil aucune différence avec les autres flanelles, son prix n'est pas plus élevé et ses propriétés *résistent à tous les modes de nettoyages.*

TABLE

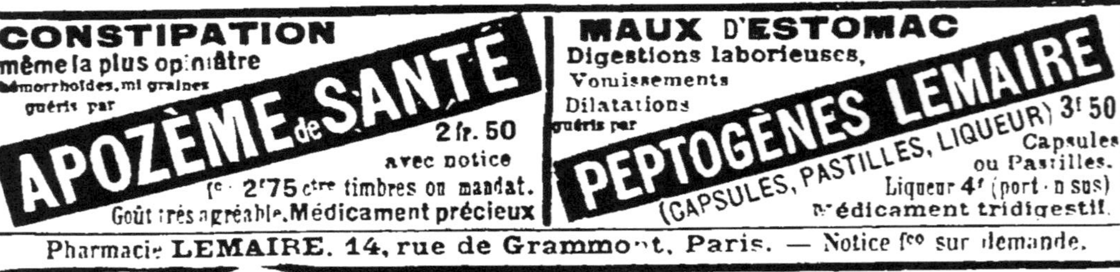

LES BONBONS VERT-GALANT

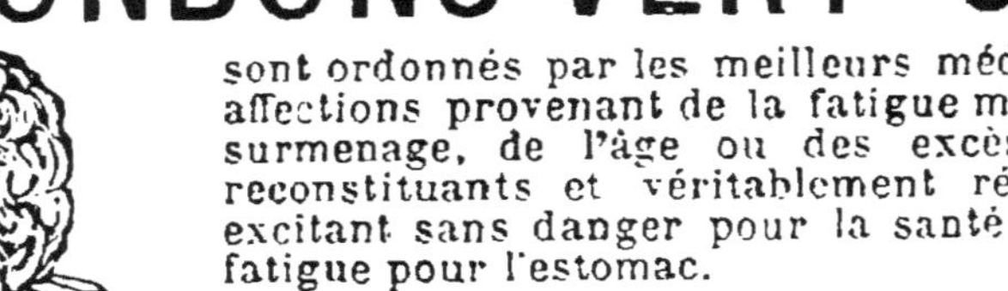

sont ordonnés par les meilleurs médecins dans toutes les affections provenant de la fatigue morale ou physique, du surmenage, de l'âge ou des excès. Ils sont toniques, reconstituants et véritablement régénérateurs. C'est un excitant sans danger pour la santé et un stimulant sans fatigue pour l'estomac.

C'est la vie prolongée avec tous ses charmes

Boite **10** fr. franco au Dépôt des **Produits Vert-Galant**

Dr H. PILLOT, 5, Rue Mazagran, PARIS

ET TOUTES PHARMACIES

Tous nos produits sont revêtus de notre Marque de Fabrique ci-contre

SE MEFIER DES IMITATIONS

L'Administration des **Dictionnaires départementaux**, *dont la collection comprend déjà vingt-deux ouvrages du plus grand intérêt, va prochainement faire paraître les Dictionnaires biographiques de* **Saône, Loire,** *des* **Ardennes,** *du* **Doubs,** *de l'***Hérault,** *de l'***Aube** *et du* **Finistère.**

Pour tous renseignements, s'adresser à M. Henri JOUVE, imprimeur, 15, *rue Racine, Paris.*

— Imp. Gust. Fischlin.

www.ingramcontent.com/pod-product-compliance
Ingram Content Group UK Ltd.
Pitfield, Milton Keynes, MK11 3LW, UK
UKHW020954230726
13923UKWH00007B/317

9 782019 640477